脳のリハビリテーション
認知運動療法の提言
[1] 中枢神経疾患

Carlo Perfetti 編著
小池美納 訳
沖田一彦・宮本省三 監訳

協同医書出版社

装幀=岡孝治

知覚の扉が拭い清められる時，万物はありのままに，無限に見える
If the doors of perception were cleansed everything will appear to man it is, infinite.
　　　　　　　　　　　　　　　　　　　　　　　⋯ William Blake

生物学との闘い

Carlo Perfetti

　逆説的に聞こえるかもしれないが，リハビリテーションの仕事は「生物学（Biologia：生物に本来備わっている自然発生的な回復力）との闘い」である．治療方略は，できるだけ精緻な運動機能回復を引き出すために，生物学的なメカニズムや運動ストラテジーに強引に働きかける試みであるといえるからだ．

　実際，中枢神経系の損傷に対し，自然の力はあまり寛大とはいえない．自然発生的な運動機能回復は，往々にして大雑把なものに過ぎない．大切なのは速やかな対応のみであるかのごとく，非特定的で選択の可能性が欠如し，個性や表現力に乏しい運動性能をもたらすだけであるし，その目的は生体システムが生き延びることのみにあるようにみえる．事実，自然発生的な運動機能回復を見てみると，それが品質の劣る幾つかの運動に限られていることがわかる．下肢に於いては粗大な移動運動が回復されるのみであり，上肢においてはステレオタイプ化された数少ない筋収縮が回復されるに過ぎない．危険が迫った時に，急いでそこから遠ざかることができるかもしれないという程度である．

　自然発生的な回復によってもたらされるメカニズムや運動ストラテジーは，それ以上のものを許容してはくれないようである．多数の研究者の所見によると，生体の生物学的なシステムは，運動機能回復をもたらすための特定的なメカニズムや運動ストラテジーを有しているわけではないと考えられる．損傷が起きてしまった場合に使われるメカニズムは，現実との相互関係構築に改変が必要な時に使われるのとまったく同じメカニズムであるらしい．外部世界の変容（これは主体が健康な時に生じる）に応じてシステムの可塑性が必要とされる場合も，主体の変容（つまり主体に損傷が起こった時）に応じてシステムの可塑性が必要とされる場合も，その手続きは同じなのである．

　損傷によって変質したシステムの組織を改善しようとする時，それ専用のプロセスが存在しないということが，リハビリテーションの仕事をさらに困難なものとしているのである．どのような手段でリハビリテーションを行うにせよ（動機を基礎としたリハビリテーション，筋力増強主義のリハビリテーション，神経運動学系のリハビリテーション），リ

ハビリテーションが目指すのは，生物学的に本来備わっている回復力が与えてくれる以上のものをもぎとろうとする試みである．認知神経リハビリテーション（認知運動療法）の場合はさらにもう1つ，今までのリハビリテーションとは違うものをももぎとろうと試みている．その異なる何かとは，より完成度の高い身体組織化の選択（自然発生的な運動機能回復では粗雑すぎる）を可能とし，患者が外部世界とさらに複雑な関係をもてるようにする何かである．なるべく多くの異なる場面で，課題の差異に応じて正確で有意味な情報を構築する能力を取り戻させるような何かである．ここで問題にしている能力とは，ベイトソン（Bateson）風にいえば，「差異をつくりだすための差異（"Information is the difference that makes a difference." Gregory Bateson）」をさらに多数特定化する能力である．なるべく複雑な状況の中で有意味な自己組織化を行う能力であるといってよい．

　認知神経リハビリテーションの歴史はまだ浅い．しかし，その短い時間の中で認知神経リハビリテーションは，リハビリテーションの立場から病理を解釈するために有効なストラテジーを求め，運動機能回復に有効な訓練をつくりだすためのツールを求めてきた．

　本書では，中枢神経系疾患の治療における運動イメージの活用についての我々の最初の研究が紹介されている．運動イメージは，「生物学との闘い」において非常に有効なツールであることが明らかになってきている．運動イメージとは運動の表象であり，健常者の場合は，運動において何らかの問題に対処しなければならない場合に使われている．この数年は神経科学の分野において運動イメージについての文献も多い．

　本書のもうひとつのテーマは，失行症と小脳症候群というリハビリテーションに携わる者にとって馴染み深い2つの病理を，認知理論の立場から解釈しようというものである．どちらの場合にも，まず神経生理学的および神経心理学的な基礎を説明するとともに，神経科学のデータの解釈と訓練室での我々の仕事をどう結びつけるかについての進言が紹介されている．

　訓練のツールとしての「運動イメージ」のケースにおいても，病理のケースにおいても，我々の狙いが，人間の認知能力，そして障害の克服を可能とするプロセスに働きかけようとするものであることには変わりはない．

　現在，神経科学はすべてこの方向に進んでいる．志向性あるいは意識といった問題が近年大きくとりあげられているのがその良い例であろう．

　生物学との闘いはこれからも続いてゆく．

謝辞

日伊のリハビリテーション専門家間の橋渡しを，不屈の精神で長年務めてくれている宮本省三氏と沖田一彦氏，本物のリハビリテーション文化のために力を尽くし，神経哲学に深い関心を示してくれる協同医書出版社の中村三夫氏，日伊両グループの意思の疎通に貢献してくれている通訳・翻訳家の小池美納女史，そして，常に前向きの姿勢でこの文化プログラムを側面から支えてくれている秘書の Teresa Vargiu 女史に心からの感謝の念を表したい．

序「生物学との闘い」Carlo Perfetti　*iii*

第Ⅰ部　運動イメージ

Ⅰ-1　認知運動療法の要素としての運動イメージ　*3*
Ⅰ-2　運動イメージ，心的表象と治療訓練　*15*
Ⅰ-3　脳卒中片麻痺の治療における運動イメージの活用　*35*

第Ⅱ部　失行症の諸問題に対するリハビリテーションアプローチのために

Ⅱ-1　失行症のリハビリテーション的解釈のための提言　*53*
Ⅱ-2　リハビリテーションの問題としての失行症　*85*
Ⅱ-3　失行症患者のための訓練仮説　*107*
Ⅱ-4　失行症に対する認知運動療法　*125*

第Ⅲ部　小脳疾患に対する治療

Ⅲ-1　認知器官としての小脳：リハビリテーション的解釈　*151*
Ⅲ-2　リハビリテーションの視点からみた小脳機能の解釈　*181*

訳者らのあとがき　*205*

第Ⅰ部
運動イメージ
L'IMMAGINE MOTORIA

I-1 認知運動療法の要素としての運動イメージ

L'immagine motoria come elemento dell'esercizio terapeutico conoscitivo.
Ipotesi preliminari

　認知運動療法を実施することでどのような認知過程を活性化させるのか，またいかなる感覚モダリティを介して活性化させるのか．これを的確にプログラムするためには，訓練を一連の基本要素に分解して考えるのが有効だと思われる．また，このような作業は運動機能回復における認知過程の活性化の重要性を理解するためにも必要と思われる．そこで，たとえば認知運動療法の第1段階の訓練として行われる図形の識別訓練（図1）を考えてみると，この訓練が4つの相を経て「問題」から「知覚」へと展開していることがわかる．

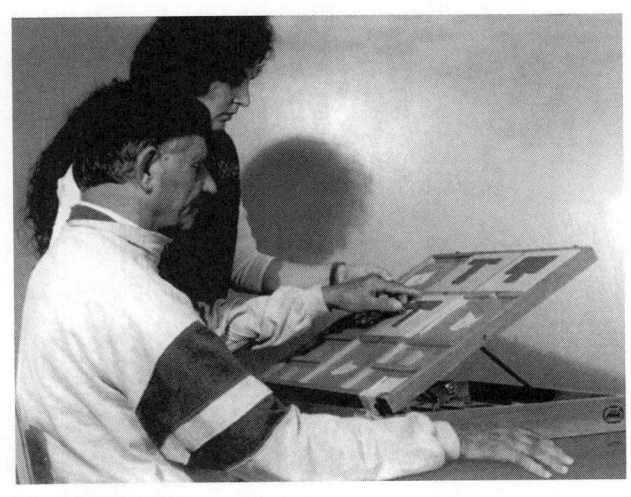

図1　図形の識別

問題から知覚への流れ

　第1相では，セラピストが患者に問題を提示し解決を促す．ここでの問題は，閉眼で（つまり体性感覚を頼りに），事前に視覚を使って分析しておいた複数の形状のうちのひとつを識別する作業を要求するものである．まず，複数の形状を視覚的に分析し，その中のひとつを識別するための相違点を理解しなければならない．この第1相では，以下のことが患者に要求される：

—「問題の精緻化」．つまり質問の難しさがどこにあるかを理解しなければならない．ここでの特徴は，ある身体の受容表面を使って図形の運動軌道を識別すること，つまり最初に行った視覚分析とは異なる体性感覚モダリティを使用することにある．

—どのようなストラテジーを使えば，先ほどとは違う感覚モダリティを使って認知活動がうまく行われるかの理解．

—複数の形状の相違点を認識するために必要と思われる要素に対して注意を向けること．

　「問題の精緻化」に続く第2相では，第1相で活性化された複数のプロセスの結果として知覚仮説が導かれる．この第2相での患者の課題は，もう視覚モダリティを使った分析ではなく，体性感覚モダリティを使って知覚したらどうなるか予想することである．このような作業を行うためには，ある一定の差異を選択して認知的な価値を与えること（仮説）が必要である（たとえば辺の長さなのか，角度の大きさなのか）．患者は新しい感覚モダリティ（このケースでは身体の受容表面を使っての知覚）を使った場合に，それがどのように知覚されるかを予想し，問題を解決するために必要な仮説をたてなければならない．この第2相では「類似状況についての記憶プロセス」とともに，「選択的な注意のプロセス」も活性化される．複数の形状の中から相違点を認識するための特徴として仮定したポイントを，体性感覚モダリティを使って正しく知覚するには，選択的な注意が必要だからである．

　第3相では，閉眼した患者が，セラピストに介助された他動運動を通して対象の形状を知覚しなければならない．つまり，この第3相では図形の形状に対する体性感覚を用いた分析が行われることになる．ちなみに第1段階の訓練では，関節運動はすべてセラピスト

I-1　認知運動療法の要素としての運動イメージ

の介助によって行われる．

　これと並行した第4相として，患者が実際に知覚したものと第2相で仮定した知覚との比較が行われる．この時点で，患者はセラピストが提示した問題に盛り込まれていた質問に対する解答をみつけることができるはずである．

　これらの各相では複数の作業が活性化される．したがってセラピストの介助の程度により，患者に要求される課題の複雑さを調節することができる．
　訓練をいくつかの相に分けて考えるのは，このような図式化が，患者がどのような作業を活性化させるかを理解するのに有効だと考えられるためであるが，実際には「問題」から「知覚」までは連続的に進んでいく．複数の活動が時間的に重複しながら，密接に関連し合っているのである．また，知覚の前段階の大部分は無意識のレベルで生じており，それを意識可能なプロセスに導くことはきわめて難しいため，患者がどのような作業を活性化するかを理解することは容易ではない．

　このような「問題」から「知覚」への流れの中でもっとも重要なポイントは，知覚仮説の精緻化に関わる第2相だと考えられる．この第2相において，患者の中枢神経系は，過去の経験や現在おかれた文脈を考慮しながら，何が知覚されるかについて予想をたてなければならない．このプロセスの重要性についてはLuria（1967）やSokolov（1973）も強調しているが，このプロセス，つまり知覚仮説の精緻化のプロセスは，体性感覚を用いた知覚に基づく心的イメージ（mental image）の活性化と重なると考えられる．
　外部世界との相互作用を通して知覚されるであろうイメージを精緻化していくことが，知覚にとってのガイドになるのではないかと主張する研究者も多い（Kosslyn 1980, Farah 1984）．彼らは，知覚するという行為では，特にそれが困難を伴うものであるときには，必ずイメージの精緻化が先行すると主張している．知覚しようとする物体との相互関係を構築し，その特性に意味を与えるために一連のプロセスが活性化されるが，運動イメージを想起することで，このようなプロセスの結果として知覚されるであろうものを予測できるのであろう．
　このように，認知運動療法が提唱する「知覚仮説の想起」（Perfetti 1987）と「運動イメージの情報処理」の間に類似性がみられるという点は，認知運動療法を効率的に構築していくうえで特に興味深い．

第Ⅰ部　運動イメージ

行為のシミュレート

　近年，運動イメージに関する数多くの研究が行われ，臨床的な調査や神経生理学な手法を使った実験により，その属性の一部が確認できるようになってきた．このような研究が知られるようになったことで，「イメージの特性は内省的な観察によってしか解釈することができないのではないか」という不安は払拭された．現時点では，多くの神経生理学研究の成果により，イメージを想起すると中枢神経系のある特定の領域で興奮性の血流変化が生じることが明らかにされている．また，複数の臨床研究により，中枢神経系のある領域に損傷を受けた場合，的確なイメージを生成する能力に変化が生じることもわかってきた．その他にも，いわゆる応用研究により，ある特定のイメージを想起させると，健常者においても，さまざまな症状をもつ患者においても，明らかに行動に変化がみられることが報告されている．

　イメージを処理したり変更したりするプロセスの特性や，運動イメージのもつ意味については現在も論議が続いている．運動イメージをリハビリテーション治療に応用できるかという点からすると，これらの論議の結末は興味深い．運動イメージが認知運動療法のツールとして的確であるかを正確に判断するためには，このような疑問点を掘り下げていくしかないともいえる．

　「イメージ」とは，物がそこにない状態で知覚が想起されるすべてのケースをさすが，その感覚モダリティはさまざまである．
　そこで，他のイメージとは異なる，「運動イメージ」の特徴となる要素を定義する必要がある．運動イメージとは単に体性感覚（触覚，運動覚など）タイプのモダリティが関わるイメージなのだろうか，それとも「運動イメージ」には運動要素の存在やそれらへの関連といった点での独自の特性があるのだろうか．
　Decety（1996）は，運動イメージを「行動する主体がある一定の行為をシミュレートするダイナミックな状態．主体が行為を遂行している自分を感じていること」と定義している．体性感覚が関わる他のイメージや視覚イメージとは異なり，運動イメージの場合は，現実の行為の準備とプログラミングに関わる場合と同じ神経細胞のメカニズムが働いているという考え方である．
　この定義では，運動イメージは内的イメージとされており，視覚イメージ，つまり外的

イメージとは別なものとされている．さらに視覚イメージでは，ある一定の知覚は想起されるが，それに対し主体は自分がその当事者であるとは感じない／感じられないだろうとされている．しかし，運動イメージと「感覚的」イメージとを分ける考え方は説得力に乏しい．行為が外部世界との相互作用をめざすものであるなら，その行為に関わるイメージは，当然ながら，イメージされた運動の結果として知覚される特性（筋の収縮も含め）も対象になっているはずだからである．視覚イメージの場合も，一部のケースにおいては，イメージした物体を分析するのに必要な眼球や頭部や体幹の運動を考慮しなければならないであろう．この点に関してはKlatzkyとLederman（1995）が"ハプティック（haptic）"と呼ばれるイメージについて行った研究が興味深い[1]．これは触覚による形状認識のプロセスにおける手指と物体の間の接触についてのイメージ研究であるが，"感覚的なもの"と"運動"との線引きが非常に難しいことがよくわかる（Veronese 1997）．

運動イメージの「機能系」仮説

イメージについての最大の疑問は，その本質は何かという点である．イメージの形成は，イメージ作成以外の活動に関わる複数の認知過程が相互に作用して発生する随伴現象（Pylyshyn 1981）なのだろうか，あるいはイメージの処理のみにたずさわる特定の「機能系」が存在し，中枢神経系がそれを活性化させる（Farah 1984）のだろうか．この疑問に対する答えのもつ意味は大きい．イメージ専用の機能系を認めるとすれば，生物学的な観点からみてもイメージが非常に重要だということになる．生体がイメージを想起するために自らを組織化する専用の能力をもっているのであれば，イメージは生体の特性にとって特別な意味をもつことになる．その意味を理解することができれば，回復にとってのイメージの重要性を正確に捉え，イメージが運動療法にもつ意味合いを正確に把握することができるであろう．

「機能系」仮説を唱えるKosslyn（1980）とFarah（1984）は，あるイメージを処理し

訳注[1] haptic（ハプティック）とは「触覚的な」の意．KlatzkyとLedermanは，"haptic glance"，すなわち閉眼にてきわめて短い時間で物体を指で触り，その特性を認識する場合のイメージの役割について調査した．（Klatzky RL, Lederman SJ：Identifying objects from a haptic glance. Percept Psychophys 57：1111-1123, 1995）

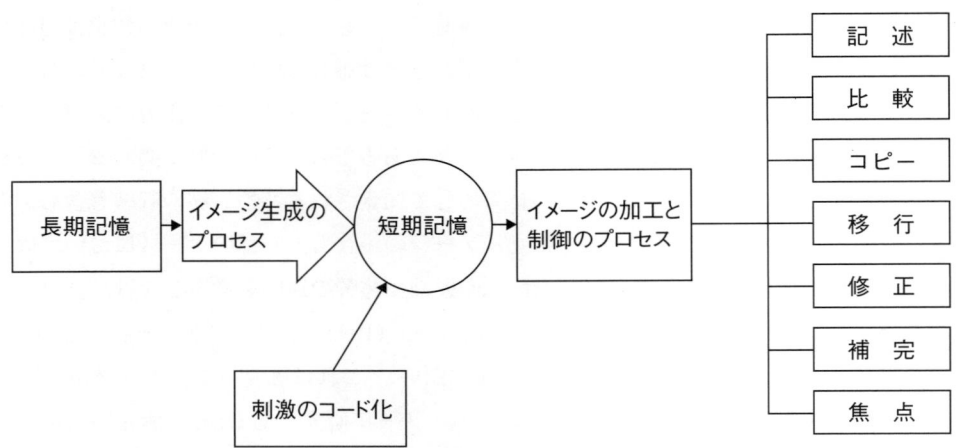

図2 イメージ・モデル（Farah より一部改変）

ようとすると，中枢神経系の複数の機構が協調し合うと主張している．イメージの想起や変更をつかさどると考えられる機構をつきとめようと，数多くの神経心理学的研究が行われてきた．Farah が Kosslyn の研究に基づいて1984年に発表したモデルは，純粋に心理学的なものではあるが，中枢神経系のこのような能力を利用することがリハビリテーションにとって有効であるなら，我々にとっても大切な意味をもつことになる（図2）．

視覚イメージについて Farah が提言しているモデルは，2つの機構（長期記憶と視覚バッファあるいはトランジット記憶［transit memory］）といくつかの操作から成り立っている．長期記憶には，物体あるいは行為の特徴についての無意識の情報，つまりイメージの内容についての情報が貯えられている．一方，トランジット記憶では，長期記憶から届く情報が意識的なものになり空間的な特性を備えるようになる．イメージの内容がトランジット記憶の中に移されると，主体はそれをもとに一連の操作を遂行することができるようになる．Farah（1984）はこれらがどのような操作であるのかを特定化し，損傷を受けて変化した中枢神経系の諸機構とこのような操作の間にどのような関連があるのかを調べようとした．

Farah によると，まず第1の操作は，長期記憶に貯えられた素材を使ってイメージを「生成」（generate）する作業である．次の「点検」（inspect）の操作は，「バッファ」の中で活性化された情報のパターンを，イメージ内部における部分や関係性を確認したうえで「組織化された知覚」に転換する作業である．Kosslyn は，「変換」（transform）といわれ

I-1 認知運動療法の要素としての運動イメージ

るもうひとつのプロセスも特定化している．これは，イメージの一部分を変更する作業である．次に記述，比較，コピーのプロセスが特定化されているが，これにより，イメージの言語記述，想起されたイメージと他のイメージとの比較，そのコピーが可能となる．

　このモデルは視覚イメージについて考案されたものであるが，少なくとも部分的には，運動イメージについても応用可能と思われる（Pantè 1997）．
　運動イメージの存在は，Decetyのデータにより実証されているが，彼はこれらのデータを3つのグループに分けて収集した．
　第1グループの実験は，心的時間測定法（mental chronometry）を用いて運動イメージの存在を証明したものである．1962年にすでにLandauerが，ある言語生成の遂行とそれをイメージすることでは所要時間が類似していることを実証しているが，Decetyは，運動遂行と運動イメージの間にみられる時間的な対応が，絵を描く，文章を書く，ある一定の距離を歩くといったような行為にも認められることを示した．肩の上に重量を負荷して歩くイメージをするように要求しても，実際にその課題を遂行してもらっても，（負荷がないときに比べて）同じように所要時間が増加した．
　第2グループの実験では，運動イメージの想起に際し自律神経系の反応が現われることが示されている（DecetyとJeannerod 1993）．彼らは，イメージしている負荷努力に対応して心拍や血圧が増加することを明らかにした．
　さらに，第3グループの実験として，DecetyとPerani（1994）をはじめとする多くの研究者たちが，実際の運動活動とイメージ活動の遂行中に，脳の特定領域の血流測定を試みている．IngvarとPhilipsonが1977年に始めた脳血流の研究により，運動を実際に行ったときにもっとも活性化される領域が，主体がそれと同じ運動をイメージしている場合においても活性化されることが示されている．第一次運動野に活性化がみられない点に関しては，研究者たちがその事実を過大評価しすぎているように思われる．また，最近の研究によると，第一次運動野も運動のイメージ遂行中に活性化することが報告されている．

　運動イメージを処理するという中枢神経系の能力にはどのような意味があるのか，つまり，生体にとってのこの「機能系」の有用性は何かという点についてはいまだ明らかになっていないが，いくつかの仮説は提案されている．
　DecetyやJeannerod（1996）によれば，運動イメージの処理は運動への準備に相当するという．彼らの主張と著しく相反する仮説としてはAnnet（1996）のものがある．

Annetは，運動イメージはSchmidtの提案している「再認スキーマ（recognition schema）」に相当すると予想している．

それらの中でリハビリテーション専門家にとって興味深いのはBerthoz（1996）の仮説である．それによると，運動課題を遂行する必要に直面したとき，中枢神経系には2通りのプログラミングの可能性があるという．まず最初のものは，「保存形式（conservative type）」と呼ばれるもので，すでに経験した運動スキーマを活性化させる方法であり，運動強度と運動範囲の大きさだけが調整される．2番目の方法は，彼が「投影形式（projective type）」と呼ぶもので，神経系が運動課題の解決をめざして行動をシミュレートする能力を行使するものである．この2番目の方法によって，今まで遂行したことのない運動をプログラムすることができる．

これが正しいとすると，運動イメージを処理する中枢神経系の能力は，要するに学習の一方略ということになり，そのおかげでリスクをおかしてまでむやみに多くのトライアルを行う必要がなくなる．

ここにあげた3つの仮説は，お互いに他を排除するものではなく，それぞれがここで仮定した「運動イメージの機能系」のさまざまな使われ方を示しているものなのかもしれない．

ツールとしての運動イメージ

リハビリテーション治療において運動イメージを正しく使用するためには，当然ながらこのような問題をさらに追究していく必要がある．しかし，すでに発表されている研究からだけでも，運動イメージが認知運動療法の有効な道具（ツール）として使えるのではないかと仮定することはできる．たとえば，次のような場合に運動イメージの想起が有効であると考えられる．

—的確な運動への準備の完成度をあげるとき．
—運動の知覚痕跡（Adams 1971）を強化するため．
—感覚（sensibility）による混乱を避けるため．
—高度な運動スキーマを一次的に活性化できないとき（末梢神経麻痺のような場合），それを維持するため．
—患者に新しい運動を学習させたいが，異常なスキーマや放散反応を伴うため，失敗を繰り返して覚えるという方法が好ましくないとき．

I-1 認知運動療法の要素としての運動イメージ

　作業を正確に行うためには，運動イメージは単にひとつのツールであることを意識することが前提となる．それは認知運動療法を構成する要素のひとつであり，したがってその使い方も理論に立脚して考えていかなければならない．

　もうひとつ重要な条件は，患者の回復レベルに合わせたイメージの使い方をするということである．したがって，リハビリテーション専門家は治療の対象とする機能の回復状態を充分に踏まえ，それに合わせて，活性化させるイメージのタイプやそのイメージを使って行う作業を決定することが大切である．

　認知運動療法の基礎である「リハビリテーションの認知理論」においては，運動イメージを使うことにより，知覚仮説の果たしている役割をさらに有効なものにできるのではないかと考える．知覚仮説は，少なくとも一部において運動イメージと重複すると考えられる．そうであれば，患者の回復のレベルに応じた知覚仮説の構築を要求するさまざまな認知問題を提示するのと同様に，イメージの場合も，患者にどのような作業を要求するのかに従って，それぞれ異なるイメージを提言すべきだと思われる．

臨床導入のための前提条件

　リハビリテーション専門家には，これまで運動イメージについて行われてきた研究成果を踏まえ，いくつかの問題意識をもって認知運動療法を実施し，その答えを出していくことが要求される．

1. 知覚に先行するプロセス，つまり患者が無意識レベルで活性化させているプロセスを患者の意識下にもってくることに意味があるかという問題：

　これまでリハビリテーション専門家は，患者が知覚仮説を「どのようにして精緻化しているか」について，患者に情報を求めることはほとんどなかった．上記のプロセスがどのような作業や操作から構成されているかは，すでにKosslynとFarahにより特定されている．したがって，運動イメージを使用することで，訓練の物理的な実行に先行して活性化するこの機構の特性について，少なくとも一部を意識化することが可能となる．

2. 的確な運動を回復するガイドとなるべき知覚仮説を，果たして患者が正しく構築しているかという問題：

　今までリハビリテーション専門家は「患者の構築する知覚仮説は正しい」という前提の

もとで作業を進めてきた．運動イメージを使えば，かなり効率的に患者の予測の正確さをチェックすることができる．

中枢神経系に損傷を負った患者が運動の正確なイメージをなかなか活性化できないというのは，複数の研究者の報告（DecetyとBoisson 1990）を待つまでもなく，訓練室でもその一部を簡単に実証できる．またその困難の度合いは，病理や損傷を受けた場所によって異なる．

イメージが本当に将来の行為の下敷きとなるのであれば，リハビリテーション専門家の先決課題は，運動イメージが正確でない場合にそれを改善していくことであると考えられる．

3. どのように運動イメージを使うか，どのようなモダリティを介してイメージを想起するかという問題：

単にイメージを想起させるのではなく，運動機能回復にとってイメージを有意味なものにするために，また変質したイメージを改善するためには，どのようなモダリティを使うかという点も重要である．Farah（1984）が提言しているモデルを参考にいくつかのモダリティを考えることができるが，それが有効かどうか確認するには実際に訓練を行ってみる必要がある．

この際，患者が的確な運動イメージを想起するのはけっして容易ではないことを念頭に置くべきである．Decetyの定義でみたように，イメージはそれを想起する主体自身が，知覚の変化の当事者であると感じられるものでなければならない．視覚イメージを想起する方がはるかに容易だし，運動イメージを想起するように要求しても自動的に視覚イメージを想起してしまうのが普通である．視覚イメージのような"外的な"イメージを想起するほうが容易である（Decety 1994）．つまり，要求された運動を遂行する自分を見ている"外的な"イメージを想起するほうが，自分がまさにその運動をしていると感じるような"内的な"イメージを想起するよりも容易なのである．そこで，何らかの介助を行うか（Pantè 1997），あるいは運動イメージに行き着くためのステップとして外的なイメージ，すなわち視覚イメージを使うという方法（Baron 1997）を考えるなどの対策が必要になる．

参考文献

Adams JA：A closed loop theory of motor learning. J Motor Behav 3：111-150, 1971

Annet J : On knowing how to do things : A theory of motor imagery. Brain Res Cogn Brain Res 3 : 65-69, 1996.

Baron MR : Utilizzo dell'immagine nelle lesioni del Settimo nervo cranico. Riabilitazione e apprendimento 17 : 139-142, 1997.

Berthoz A : The role of inhibition in the Hierarchical gating of executed and imagined movements. Brain Res Cog Brain Res 3 : 101-113, 1996.

Decety J, Boisson D : Effect of brain and spinal cord injuries on motor imagery. Eur Arch Psychiatr Clin Neurosci 240 : 39-43, 1990.

Decety J : Do imagined and actions share the same neural substrate? Brain Res Cog Brain Res 3 : 87-93, 1996.

Decety J, Jeannerod M : Central activation of autonomic effort during mental simulation of motor actions in man. J Physiol 461 : 549-563, 1993.

Decety J, Perani R, Jeannerod M : Mapping motor representations with positron emission tomography. Nature 371 : 600-602, 1994.

Farah MJ : The neurological basis of mental imagery : A componential analysis. Cognition 18 : 245-272, 1984.

Ingvar DH, Philipson L : Distribution of cerebral blood flow in the dominant hemisphere during motor ideation and motor performance. Ann Neurol 2 : 230-237, 1977.

Kosslyn SM : Image and mind. Cambridge MA, Harvard University Press, 1980.

Landauer : Rate of implicit speech. Percep Motor Skill 15 : 646, 1962.

Klatzky RL, Lederman SJ : Veronese(1997) より再引用, 1995.

Luria AR : Le funzioni corticali superiori. Giunti, 1967.

Pantè F : L'utilizzo dell'immagine motoria nel trattamento dell'emiplegico Riabilitazione e apprendimento 17 : 127-138, 1997.

Perfetti C : Le condotte motorie nella rieducazione dell'emiplegico. Ghedini, 1987.

Pylyshyn Z : The imagery debate. Psychol Rev 87 : 16, 1981.

Adams J : Issues for a cloved loop theory of motor learning. In Stermach GE : Motor control AC Press, New York, 1976.

Schmidt RA : A schema theory of discrete motor skill learning. Psychol Rev 82 : 225-260, 1975.

Sokolov EN : Il sistema nervoso come elaboratore di modelli. Ubaldini, Roma, 1973.

Veronese MA : Immagini di contatto e riorganizzazione motoria nella riabilitazione del paziente emiplegico Riabilitazione e apprendimento 17 : 117-126, 1997.

Vogt S : Imagery and perception action mediation in imitative actions. Cog brain Res 3 : 79-86, 1996.

I-2　運動イメージ，心的表象と治療訓練
Immagine motoria, rappresentazione mentale ed esercizio terapeutico

　認知運動療法のツールとして「運動イメージ」をとりいれようとする試みが行われている．運動イメージの心的特性や，それが応用されるリハビリテーション方略との一貫性を考えると，リハビリテーションにおける認知理論（Perfetti 1999）の中でそれを捉えていくことの重要性がわかるであろう．

　これまでの臨床応用例から得られた結果は驚くべきものではあるが，実際に応用することで多くの疑問も生じてきた（PerfettiとRossetto 1999；Baron 1999；Pantè 1999）．このような疑問に答えを出すためには，神経生理学および神経心理学の基礎に基づいて考察を深め，リハビリテーションへの応用をさらに的確なものとしながら臨床への適用を続けていく必要がある．

リハビリテーション・プロセス

　リハビリテーションのプロセスの中で運動イメージをどこに位置づけるかを理解するために，方法論の立場からいくつかの考察を行う必要がある．ここでいうリハビリテーション・プロセスとは，ある理論から出発して実際の訓練を行うまでの過程である（図1）．リハビリテーション作業の中心的要素は訓練である（図1-a）という点については関係者全員が同意するところであろう．ところが，すべての訓練は理論に基づくものである（図1-b）という点になると，同意する者の数は少なくなる．リハビリテーションにとって基本となる理論の構築など不要であるとするリハビリテーション専門家は多い．リハビリテーションとは，「損傷後に失われた運動要素の一部を回復させるのに有効と考えられる」という点のみで共通する訓練の総体だと考えられているからである．理論から一連の仮説

第Ⅰ部　運動イメージ

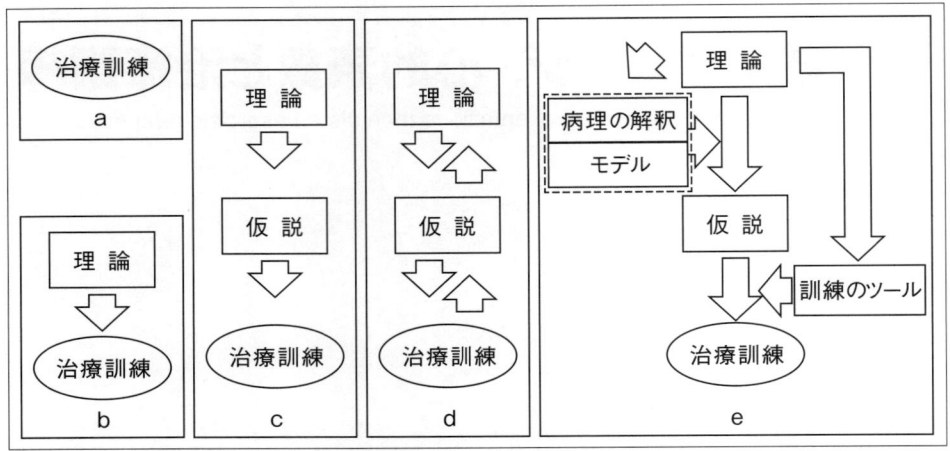

図1　リハビリテーション・プロセス

を導かなければならない（図1-c）という点になると，さらに同調者の数は減る．この点に心から同意するリハビリテーション専門家はまだほんの少数であり，「訓練を行って得た結果で仮説を検証することができる．仮説が確認されれば，少なくとも一部は理論の有効性が示されることになる」というところまでいくと，さらにその数は減少する．理論とは，一度構築したらそれで終わりなのではなく，運動機能回復に関する知識をさらに完成させていくためのダイナミックなツールでなければならない．

　ここで重要となってくるのが，理論から仮説，仮説から理論への橋渡しとしての「問題の解決」である（図1-d，図1-e）．運動機能回復を研究する者は，まず理論からどのように「病理の解釈」の規範を導いていくかについて考えなければならないが，この作業を行うことでモデルを構築することができる．つまり，理論的な考え方に基づいて考察することにより，経験から得たデータに意味づけを行い，的確な仮説を提示し，さらにその仮説を治療を通じて実証するのである．

　仮説から訓練にどのようにつなげていくかも重要である．治療訓練のカタログを作るのではなく，道具や手法を規定していく必要がある．道具を的確に選択し，整合性をもたせて活用していくことにより，それぞれの病理に応じた訓練を構築することができる．

　理論の展開や完成ばかりでなく，病理の解釈や訓練の道具の選択などの道のりを，リハビリテーション専門家が細部にまでわたり単独でたどっていくことはできない．リハビリテーションにおける認知理論では，神経科学との関係がいかに大切であるかが強調されてきた．神経科学とは，運動行動の情報処理に関わる中枢神経系の機能を研究する学問であ

るが，その中でも認知神経科学との関係が重要である（Gazzaniga 1995）．認知神経科学とは知覚，注意，記憶，言語，問題解決（これにさらに意識を加える研究者もいる）などに関わる中枢神経系の諸機能を研究する科学である．リハビリテーションを認知神経科学の応用部門として考えてもよいはずである．訓練から得られた結果や損傷を受けた機能の回復に関する評価や解釈は，それが必要な厳密さをもって行われたのであれば，神経科学者の仮説を検証するために活用することができるし，リハビリテーションモデルの構築のために活用することもできるからである．

心的表象としての運動イメージ

このような研究作業の中での位置づけとして，とりあえず運動イメージを「訓練を構築するツールのひとつ」と考えることにする（PerfettiとRossetto 1999）．運動イメージに現象的あるいは現象学的な定義を与えるのではなく，「イメージ」，特に「運動イメージ」が行為を組織化しなければならない中枢神経系にとって何を意味しているのかという点から考えていきたいからである．

そうすることで，「運動イメージ」にリハビリテーションとしての解釈を与えることができるであろう．また，認知理論をもとに構築されたリハビリテーションの中で考えていく以上，それは認知神経科学に準拠することになる．

リハビリテーションが運動イメージを活用して応用面また理論面でも進歩していくためには，訓練から得られるデータの収集および評価にあたり，厳密な対処が必要となる．運動イメージの研究がリハビリテーション理論のさらなる展開の機会となるためには，このツールを活用するための方法論的な基礎を定めていくことが必要となる．

そこでまず理解しなければならないのは，運動イメージの本質と，人間のシステムにとって運動イメージがもつ意味である．リハビリテーション専門家にとっての第一歩となるのは，「ある行為を遂行しようとする中枢神経系にとってイメージは何を表しているのか」についての仮説を構築することである．

この観点から考察すると，運動イメージとは「一連の予測プロセスの結果である」と考えられるのではないだろうか．

多くの研究者が，もう何年も前から，中枢神経が運動行動のプログラミングのために果たす基本的な能力のひとつは「過去の経験をもとに未来の行為の結果を予測する能力である」という仮説をたてている．運動を介して得られる感覚情報の予測機能を，神経回路の

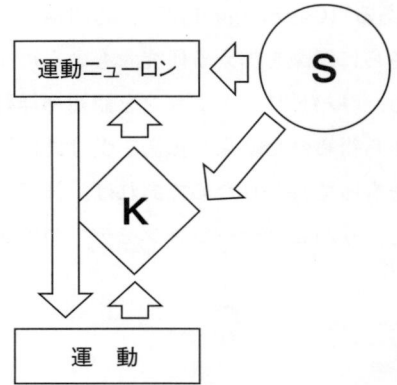

S細胞（感覚細胞）は運動ニューロンを活性化させ，それが運動を決定する．Jamesは，すでに1890年頃にK細胞（運動感覚細胞）を介した付加的な回路を想定していた．K細胞は運動が遂行されてフィードバック情報を受け取る前に活性化され，運動ニューロンに影響を与えることができる．

図2 運動感覚細胞（James）

性格のひとつとして最初に仮定したのはWilliam Jamesであろう．Jamesは「運動感覚細胞（kinesthetic cell）」の存在を仮定した．運動のインパルスを運動ニューロンに届ける神経回路に対し，それに付加的なもうひとつの神経回路があり，その中心となっているのが運動感覚細胞であるという（図2）．彼は筋の収縮を介して運動感覚情報が伝えられる前に，運動感覚細胞はこの回路を使って活性化されるとしている．近年になって，（旧）ソビエト学派の研究者を中心に，行為が遂行される前に中枢神経系が処理する予測機構の存在が唱えられるようになった．行為により得られた情報と比較し，正しく行為が遂行されたかを判定するというものである．Bernstein（1967）の「比較器」も，Schmidt（1975）の「再認スキーマ」も，Mackay（1987）が提案したメカニズムもこの観点にたつものである．リハビリテーションの分野では，Anokhin（1975）の提唱した「行為受容器」の考え方が特に注目を浴びた．これは，ある機能系内で行為が遂行されたとき，予測された求心情報と実際に受け取った情報（フィードバック求心情報）を比較する機構である（図3）．

現在ではほとんどの研究者が，イメージとは「まだ遂行されていない一連の作業の結果を予測する過程が活性化されたものである」と考えている．神経系の課題は外界の刺激に反応することだけであると考えられていた時代には，「自分の現在の状況を記述する」能力だけで充分と考えられていたが，Ferretti（1998）は，行為を組織化するには，この「自分の現在の状況を記述する」能力だけでなく，「そのような状況の中で可能な行為，そして，それぞれがどのような結果を生むかの予測，このようなオプションの選択順位を表象化する」能力も必要であると述べている．ここには，イメージが行動の組織化の中でどのような役割を果たしているかという問題に正しく取り組むために明らかにしておかなければな

I-2 運動イメージ，心的表象と治療訓練

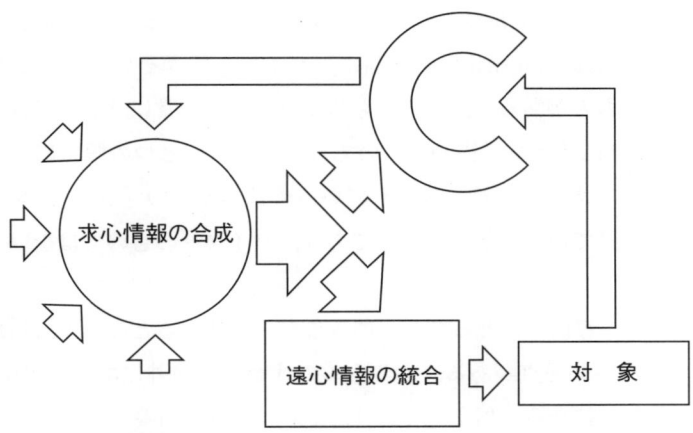

図3 行為受容器（Anokhin）

らない重要な概念がとりあげられている．それは「イメージ」と「心的表象」との関係である．

　神経生理学者を含む多くの研究者たちは，運動イメージは心的表象であると考えている（Jeannerod 1984）．しかし「表象（representation）」という用語は，特定の現実に照らして考察しないと，かなりあいまいな使い方になってしまうことに注意しなければならない．それは，Eco のいう「傘用語」，つまりその傘の下にたくさんの異なる概念，ときには対立する2つの観点までも呼び込んでしまうような用語である．事実，Berthoz（1997）は「表象」という言葉を使うのを嫌い，行為について言及するときには「シミュレーション」という用語を好んで使っている．ただし，Berthoz はこの「シミュレーション」という用語にも必ずしも満足していない．リハビリテーション活動の内部で的確な価値をもち，治療の実際の中で意味をもてるようにこの概念を定義するのは容易ではない．

　「表象」とは，あるものの代わりにある"何か"であると定義できるであろう．

　演劇的な表象は，"ハムレット"や"マクベス"といった人物の表象を劇にすることにあり，ハムレットやマクベスその人が舞台にあがるわけではない．また，これらの人物に対する作者の解釈が加わるのも特徴である．主体がある運動活動を表象するとき，この表象するという行為はその主体の解釈に対応している．もう少し正確にいうと，ある瞬間にある文脈の中で行為の遂行を組織化するにあたりもっとも有意味と思われる解釈に対応するものである．

　造型美術においても同じような例をみることができる．"ジュリアス・シーザー"の肖

第I部 運動イメージ

像は彼そのものではない．作者がある時点において解釈したシーザーを表したものである．マグリット（Rennè Magritte）の作品に，パイプを描きその下に「これはパイプではない」と書かれたものがある（図4）．もちろんパイプは非常にリアルに描かれている．この作品は，「どんなにリアルに描かれていても，それはひとつの解釈に過ぎない」ということをいいたいのであろう．絵に描かれているのはパイプの「表象」，すなわち画家がどのようにパイプを見ているかということであり，パイプそのものではないということである．

リハビリテーション専門家にとって「心的表象」の意味するところも，治療の観点から考えると無視できない共通点がある．あるものの代わりに精神にある"何か"，たとえば行為とか物体の代わりにある"何か"であり，それは現実の行為や物体とある特定の関係を構築している．これがどのような関係にあるのかを研究しなければならない．犬の心的表象が犬そのものでないのと同様に，鼻を掻くという行為の心的表象は鼻を掻くことと同じではない．表象された行為と非常に緊密な関係をもった"何か"なのである．この関係はまだ完全には明らかにされていないが，実践的に表象がもつ意味や，治療での効用はまさにこの関係がどうあるかに関わっているのである．

患者に，腕を実際には動かさずある様式で動かしているところをイメージするように要求すると，患者は，長期記憶に貯えられた関連情報の中から行き当たりばったりの情報を活性化させるわけではなく，求められた課題に一番的確と思われる行為情報を選択し，課題にもっとも適切と思われる腕の運動を表象するのである．

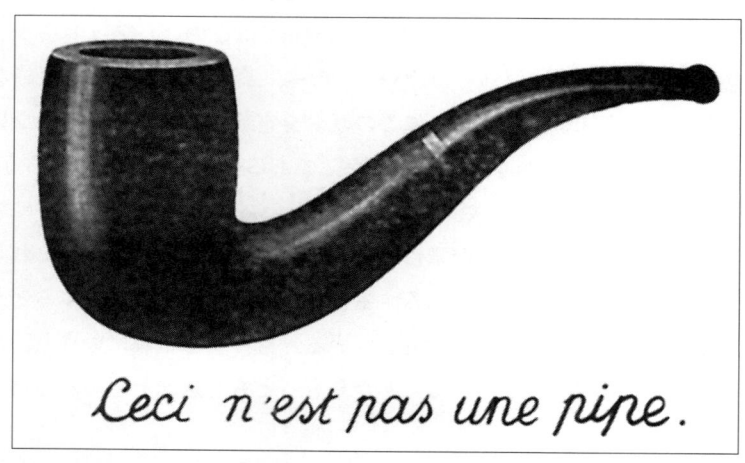

図4 これはパイプではない（Magritte）

I-2 運動イメージ，心的表象と治療訓練

　リハビリテーションにおいては，心的表象を，とりあえず「ある課題を解決するための知識を活性化し組織化する過程」と定義したい．

　当然ながら，このような定義で，哲学者，バイオエンジニア，コンピュータ開発者，情報技術専門家らが取り組んでいる大問題，つまり神経系が知識・認識の表象をどのように行っているかという大問題にまで対処するつもりはない．ここでは，あくまでもリハビリテーションにおける暫時的な定義として考えていく．

　さて，心的表象を「ある課題を解決するための知識を活性化し組織化する過程である」と定義し，訓練でこれを実際に活用していくには，ある重要な点に注意しなければならない．中枢神経系には固定化されステレオタイプ化された表象が存在しているわけではないという点である．中枢神経系が正確に分類された表象のカタログをもっており，必要なときにそれを引き出すとは考え難い．むしろ，課題の性格に応じて，過去に加工されたものではなく，新しいイメージ／表象をつくりだすことができると考えたほうがよい．もし，表象と現実との間に固定化した対応関係があり，表象がそのつどごとの主体の目的にかなった現実の解釈のうえに成り立っているのでないとしたら，新しいイメージをつくりだす可能性はないはずである．

　リハビリテーションの立場からすると，患者に対して行うべき作業は，ある決まった表象を想起する能力を回復させることではなく，表象を構築する能力を回復させることにあると仮定できる（失行患者の治療にあたってのこの仮説の有効性については，Pantè, Rizzello, Marchetti, Pieroni（2000）を参照されたい）．わかりやすい比喩で説明すると，中枢神経系は本の詰まった書棚がたくさん並ぶ図書館ではなく，必要であれば新しい本を印刷できる印刷所のようなものである．患者が学習しなければならないのは，書棚に並んだ本を引き出すことではなく，新しい本を印刷することなのである．

　運動イメージはこのような表象の特殊な形であると考えることができる．中枢神経系は行為を行う必要があるたびに，特にその行為が問題性を含んでいる場合にこれを利用している．

　ここで表象の概念をもう少し考えてみたい．それを「課題解決をめざした知識の組織化」であるとすると，主体がその時点，おかれたその文脈の中で，その行為を組織化するために何をもっとも有効な知識とするかにより，同じ行為に対して複数の表象を想起する可能性があることが理解できる．

　実際，ある行為の表象の活性化にあたり，特定の感覚モダリティを使ってイメージを想起するように患者を導くことができる（たとえば視覚ではなく運動覚を使ってというよう

に).同じ運動感覚のモダリティの中でも,たとえば患者に関節の動きに注意をしてもらい運動覚の要素を優先させることができる.この場合にも,複数の関節の時間的な関係に注目するのか,空間的な関係に注目するのかにより想起する表象は変わってくる.同じ体性感覚においても,触覚についてもう少し詳細な表象を想起するように要求することもできる.病理によっては,筋収縮への注意を優先する表象を想起させることが有効なこともある.これらの例が示すように,同じ行為に複数の表象が存在するのである.したがって,対象となる患者の病理や時期に合わせ,もっとも有意味と思われる表象が想起できる最適なストラテジーを使用させることが課題となる.

この概念をもう少しわかりやすく説明するために,「地図はそこに表された土地そのものではない」と唱える哲学者らの格言(aphorism)を紹介してみたい.ある土地に関して,縮小尺度や扱う要素の異なる複数の地図が存在する.使用目的に従い適切な地図を選ぶことが必要となる.図5にいくつかの地図をあげているが,トリノ(Trino:イタリア北西部の都市)を散歩するというのであれば同じトリノの地図でも図5-bではなく図5-aの地図のほうがいいだろう.トレッキングをするにあたり,自分の体力で大丈夫かどうかを調べたいのであれば,図5-cのような等高線の入った地図が適している.このような地図がそうであるように,ひとつの行為に対して存在する複数の表象は,現実との関わり方がそれぞれ異なるのである.したがって運動機能の回復にとっても,表象ごとにそのもつ意味が異なると仮定できる.

複数の表象が,それぞれが異なる作業・使い方に対応するのであるのならば,表象ごとの活性化のルールや機能に関わるルールがあるのではないかと考えることができる.

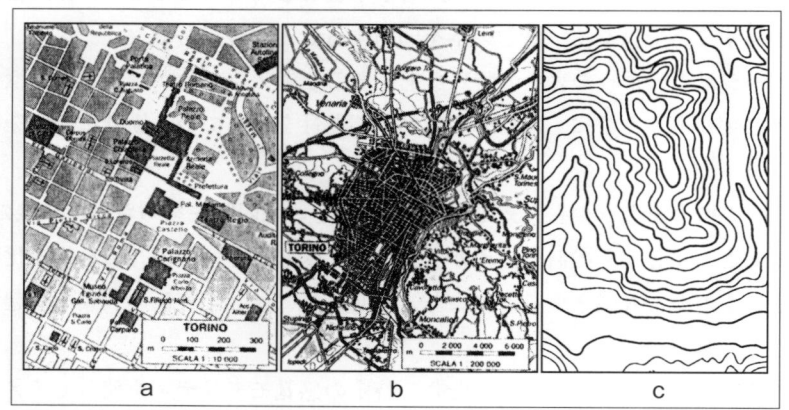

図5 トリノの地図

I-2 運動イメージ，心的表象と治療訓練

また，同じ情報環境であっても，表象が異なれば活性化する大脳皮質の領域や中枢神経系の機構が異なるという考え方はすでに確立されている．運動イメージに関するRolandの初期の研究と，DecetyとJeannerodが1984年に行った研究の結果に食い違いがみられるのはそのためである．どちらの場合も被験者に手指を使った運動のイメージの想起が要求された．ただ，Rolandの実験では指を対立させる運動であり，Decetyらの実験ではコップをつかむという運動であった．この2つの実験，2つのイメージでは，活性化する大脳皮質の領域が異なることが確認された．前者では補足運動野が，後者では，前者でまったく活性化しなかった運動前野が活性化した．想起された運動はどちらも上肢に関わるものであったにもかかわらず，活性化される大脳皮質の領域は異なっていたのである．これは，おそらく2つの運動で使われる空間パラメータが異なることによると思われる．前者の実験が身体各部間の座標に関わる運動であったのに対し，後者の実験では外部世界の座標のどこに自分の身体をおくかということが問題になっていたのであろう．

そこで，単に「このような訓練では表象を使うべきだ」というような形に理論化するだけでは充分でないことがわかる．どのようなタイプの表象を想起させることが有効なのか，どのような情報に重きをおくのか，どのような内容を優先するかについても注意深く規定することが必要となる．

ふたたび地図と土地のメタファーを使って説明してみたい．患者は損傷を受ける前に有効だった地図を使い続けているが，病理によっては，あるいは病理のある段階においては，それが使用できなくなっているというケースがあるのではないだろうか．患者があるタイプの地図しか使うことができず，したがって運動の仕方が限られており，文脈によっては有益な運動ができないというケースもあるかもしれない．

表象は意識されている場合もそうでない場合もある．難易度にかかわらず，すべての行為には表象が先行する．しかし表象は常に意識されているわけではなく，特に行為から提起される問題が大きくないときには，それはしばしば無意識のレベルで処理される．

もうひとつ適切に定義しなければならないのは，表象が運動のプログラミングおよび運動の遂行において果たす役割である．それぞれの段階で役割が異なる可能性がある．異なる意味をもつ複数の表象が存在するという可能性のほうが大きい．研究が始まったばかりで，知見が限られているため，研究者は「表象」あるいは「イメージ」という包括的な用語でそれらを全部くくってしまっているのかもしれない．さまざまな表象の可能性が存在し，それが行為の組織化における段階に応じて使い分けられているのであれば，イメージ

の価値について多くの仮説が出てきていることにも説明がつくのではないだろうか（運動の準備に重なるものとするJeannerodから，シミュレーションであると仮定するBerthozまで）．

運動イメージとは，まさにこのような表象の特異なタイプなのである．

イメージを使うことの意味は，少なくとも包括的なところではかなり明確であるように思われる．この点については，Ferrettiによる心的イメージの定義が参考となる．「解決しなければならない状況が通常とは異なる場合，あるいは初めての場面ではイメージが特に重要となる．実際に物体を前にした場面に身をおくことが問題解決にとって最善となるようなケースである．そのような場合に，イメージは現実の有効な代用品となる．イメージ（Ferrettiのいうイメージは視覚イメージのことであるが）の特徴とは，物体がないところでそれを見ることができるようにすることである」．

Skinnerも，立方体の例をあげて同じような考察をしている．「6つのすべての面が赤く塗られている立方体を考えてほしい．横方向に2本の切込みを入れ，縦方向にも直角に交わるように2本の切込みを入れて同じ大きさの立方体を27個作ってほしい．このようにしてできた立方体のうち，3つの面が赤く塗られている立方体はいくつあるか？ 赤い面が2つなのは，1つなのは，まったくないのはそれぞれいくつあるか？」

Skinnerは，「もっとも簡単な解決法は視覚を使うことである」という．「そうすれば実際に27個の小さな立方体を見て数えることができる．本当の立方体が目の前にあるか，あるいは絵を描くと大変やりやすくなる．多くの人は，実際の視覚刺激を使わずして視覚的に問題を解決する」と述べている．

認知運動療法にイメージの使用を導入することにより，患者が自分の中であたかも運動を組織化しそれを実行しているように「見る」，もしくは「感じる」という状況に導くことができるのではないだろうか．

行為の表象

ここまで，運動イメージは表象（representation）のひとつのタイプ，もう少し厳密にいえば表象の特殊なタイプであり，筋収縮を実行することなく現実世界との関係構築を容易にするものであると仮定してきた．これに続いて，運動イメージの特性は何かを明確にすることが重要となる．少なくともリハビリテーションにとっての有効性という観点か

ら，表象を特色づける要素として何を考えていかなければならないのだろうか．

偶然にまかせた非科学的な運動イメージの活用を避けるためには，行為に関する知識がどのように蓄積され，それが中枢神経系においてどのように組織化されていくかについての仮説が必要となる．

多くの研究者が，この機構を特徴づける要素として次の2つをあげている．
—形式（format）
—内容（content）

行為の形式

形式とは，行為がどのような形で記憶に貯蔵されているかということである．

「一元論者」と評される研究者たちは，記憶における表象の形式はひとつしかなく，それは言語的つまり記述的な形式であるとしている．そして，その表象は言語に類似した機構をもっているとしている（この場合の言語とは，拘束された言語，Vygotskyのいう内言語に近いものである）．

一方，「二元論者」と評される研究者たちは，行為の表象を記憶に貯蔵する方法には2通りあるとしている．運動イメージを研究している人々の多くはこのグループに属する．彼らは，基本的に言語と同じルールを使う叙述的な形式に加え，形象的な形式もあると主張している．つまり，ある状況においては，行為が長期記憶に収容されるのにあたり，言語に限定された記述的な形式よりもさらに具体的な形で収容されるとするものである．

この2つの形式にはかなりの差違が認められる．

言語的・記述的な表象は現実とは似つかざるものである．それはちょうど，「犬」という言葉を構成する文字がこの動物を構成する要素とまったく関係がないのと同じである．ところが，犬を想像すると（ここでその関係は分析しない．実際，正確にそれを明示できる者はいない），犬とその各部，そして各部間の関係の表象は，表象された各要素間の関係が実際の犬の要素間の関係に似ているという意味で，犬という言葉よりも実際の犬に近いものになる．もうひとつよくいわれる相違は，叙述的な表象は統語法（syntax）に従って構成されているということである．つまり，表象を構成する複数の要素間の関係は文法および統語法の規則に従っているのである．一方，形象的な表象（イメージ）において各要素間の関係は空間的なものとなる．

形象的な表象の空間性という点は視覚イメージの研究者にとっては特に重要な点であるが，運動に注目するリハビリテーション専門家は，行為の表象には空間性以外の内容も挿

第Ⅰ部　運動イメージ

入されていることを念頭におかなければならない．視覚イメージには対応するものがないのであまり研究されていない時間的な関係や強度といった内容である．

これ以外にも留意しなければならない点がある．言語は習得されるものであるが（話すという能力は生得的であるが言語は学習される），ある物体を表象するという能力は経験により得られるものである．

また，言語では配列性が重要になるが，イメージでは同時性のほうが重要である．Paivio（1986）がこの同時性について考察しているが，イメージに含まれているすべての情報が同時に活性化され処理されるという意味ではなく，主体はイメージに含まれているすべての情報を同時的に活用可能だということである．Paivioは自分の寝室の心的イメージについて，その内容は「同時的に活用可能である．つまり内容を描写するにあたり，私は，私の心的空間のどこからでもどの視点からでも始められる．寝室の心的表象は同時的に活用できる情報を含んでいる」と述べている．

表象に2つの形式があるとする研究者たちが直面する重要な問題のひとつとして，では中枢神経系はこの2つの情報の貯蔵形式をどのように使い分けているのかということがある．さまざまな出来事や状況の記憶や想起にはどちらの方法が使われるのだろうか．

おそらく，中枢神経系はすべての事象（したがって行為も）を叙述形式と形象形式の両方で記録していると考えられる．

Paivio（1986）は，この可能性について二重コード（dual cord）と呼ばれる理論を提出している．この理論の基礎になっているのは「2つの独立したサブシステムにより認知的に操作された2種類の現象が存在しており，ひとつは物体や言語化できない状況に関わる情報の処理や表象に特異化しており，もうひとつは言語との関係に特異化している」という考え方である．

リハビリテーションにとっての興味は，神経系がどのような機会に2つの形式を使い分けているかという点にある．

身体行為の種類によっては，この2つの記憶の貯蔵・想起の形式がある程度まで類似したものであろうことは容易に想像できる．たとえば，手の運動は叙述的形式でも形象的形式でも同じように表象・想起することができる．

空間における上肢の運動のいくつかは叙述的形式のほうが想起しやすいであろう．一方，肩・体幹・股関節が関わる運動になると状況は変わってくる．このような運動の叙述的な表象は不正確である．特に詳細が要求される場合や，叙述形式では表象が難しい内容を含む場合はなおさらである．

I-2 運動イメージ，心的表象と治療訓練

行為の内容

　表象のメカニズムを特徴づける第2の要素は「内容」である．

　この要素は訓練の実行において非常に重要となる．患者が遂行する作業の性質は，この内容の選択にかかっているからである．

　現在の知見では，運動イメージを構成している複数の表象の内容すべてを解明することはできない．研究者たちの仮説や，訓練によって確認される事項をもとに，そのいくつかを仮定できるにすぎない．回復過程を組織的にプログラムしていく中で運動イメージを継続的に使用していけば，この点に関する知見に磨きをかけていくことができるであろう．

　運動イメージの重要な内容のひとつにイメージの継続時間がある．最初に研究されたのはこれであり，健常者と大脳半球に損傷を負った患者の間でかなりの差があることが観察されている．イメージの継続時間が行為の継続時間に比例することを実証することが重要な意味をもっている．つまり，継続時間の異なる2つの行為の遂行をイメージするのに要する時間の差は，2つの行為に実際にかかる時間の差に比例していることになる．

　そうすると，叙述的な表象に関する仮説を簡単には支持できないことは明らかである．もし言語に類似したメカニズムに立脚した表象があるならば，必要な時間は同じはずである．「部屋の奥まで行く」という文の表象を構成するのに必要な時間は，言語的に「OHP（オーバーヘッドプロジェクター）の所まで行く」と表象するのに必要な時間と，実際に歩く距離は明らかに異なっていても，同じだからである．

　しかし，主体が形象的な表象を使ってイメージするとなると状況は異なる．主体とOHPとの間の距離は，主体と部屋の奥までの距離の半分であり，表象と現実の間に空間関係が介在してくるからである．このことから，まだ明確にはされていないものの，イメージの構築と実際に遂行される行為の構築の間には緊密な関係があると考えることができる．

　同様な考察は，運動学上の規則性という運動イメージのもうひとつの特徴についても行うことができる．運動イメージの継続時間がFittsの法則に対応していることに言及している研究者もいる（たとえばDecety 1994）．この法則は「目標に達するまでにかかる時間は，距離が同じならば，目標の大きさに比例する」というものである．腕を伸ばして鉛筆の先に触れるように要求すると，同じ距離に置かれたノートに腕を伸ばして触れるように要求したときよりも余計に時間を要する．2つの行為の継続時間の比率は，この2つの

第Ⅰ部　運動イメージ

物体に触るところをイメージするように要求したしたときの継続時間の比率と同じになる．「二元論者」たちは，この実験データも自分たちの仮説を裏づけるものとして解釈している．もし，2つの行為が長期記憶の中において叙述的形式で表象されているのであれば，2つの行為に要する時間にあまり違いはないはずである．一方，空間要素に結びついた表象を使うのであれば，2つの課題には空間的な差違があるため，2つの運動を表象するのに要する時間は異なることになる．

　Decety（1994）があげているもうひとつの例も，叙述的形式の表象だけがあるはずはないという仮説を強固にするように思われる．彼らが実施したのは，さまざまな大きさのドアを歩いて通り抜けるという実験であったが，幅の狭い戸口を通り抜けるところをイメージするのは，幅の広い戸口を通り抜けるところをイメージするのよりも時間がかかった．この場合も，もし言語的な表象だけが問題にされるのであれば，この2つの戸口を叙述的形式で表象するのに要した時間は同じだったはずである．

　もうひとつの重要な内容は，負荷・重量の感覚である．これは運動イメージの活性化には基本的なものとなる．運動イメージでは，自分がイメージ上で運動をする当事者であると感じ，筋の収縮や運動している身体部分の重さからくる負荷の感覚を意識することで，行為を遂行している自分を感じなければならないからである．

　片麻痺患者は，健側よりも患側の動きを常に重たく感じている．訓練室での観察による次の報告は興味深い（Pantè 1999）．患者が，訓練を重ねることでイメージの中での負荷の感覚を克服できるようになり，より軽やかに運動するイメージが想起できるようになると，実際にも円滑な運動ができるようになるし疲労度も少なくなるというものである．

　この点に関してGandevia（1982）の研究も興味深い．彼は，片麻痺患者が運動するときに感じる負荷や重さの感覚は放散反応という現象の主観的ベースをなすものと思われるが，これが「神経交通（neural traffic）」，つまり中枢神経系の密な神経インパルスのやりとりと結びついているのではないかという仮説を提出している．さらにGandeviaが，研究の当初には，行き過ぎた「神経交通」が重さの感覚の原因であり，それは下行性伝導路にみられるとしていたものを，下行性伝導路での興奮の存在は必ずしも運動における重量感覚とは結びついていないという観察から，後になって仮説を修正しているという点も興味深い．

　大脳皮質運動野への刺激を介して患者に四肢の運動を起こさせることに成功したPenfieldは，患者は能動的な運動をしているという感覚をまったく感じなかったと述べて

いる．患者は，腕が他動的に動かされているように負荷を感じ，自分自身が運動に積極的に関与しているとは感じなかった．このような定位刺激により運動を呼び起こした場合，患者で観察される筋収縮は随意的な運動の際の筋収縮と類似している．しかし，その場合は自分で行為を起こしたような感覚は起こらないし，負荷の感覚もない．しかし，どちらの場合も「神経交通」は下行性伝導路のレベルに生じている．したがって，運動に関する負荷や重量の感覚の源は，中枢神経系でも下行性伝導路以外のレベルにあるのではないかと考えられる．

新しい仮説では，重量あるいは負荷の感覚は大脳皮質の統合回路のレベルで「神経交通」が増加することによって生じると考えられている．もし，このような感覚が異常な放散反応に対する患者の主観であり，神経系に損傷を受けた患者が運動の組織化に困難を生じるときに感じるものであるのなら，リハビリテーションにとってこの仮説は非常に興味深い．運動イメージを使うことにより，かなり効果的に「重たい」という感覚を乗り越え，異常な放散反応という現象を抑えることができると予想されるからである．また，末梢神経系に問題がある患者がイメージを想起する場合にも，「重たい」という感覚をもつという観察も非常に興味深い．このような患者においても，かなり頻繁に異常な放散反応に類似した現象がみられるが，これらの現象は，患者自身が主観的に感じる「硬さ」や「緊張」の基礎にあると考えられるからである．この場合も，イメージの質の修正をすることにより客観的・主観的な症状の改善がみられる．

運動イメージのもうひとつの内容として，行為に関わる関節間の空間的・時間的な関係があげられる．

空間・色・形・奥行きなどを内容とする視覚イメージと比べると，運動イメージの特色としては，所要時間，力量感覚，運動学的な規則性，行為に関わる身体各部間の時間的・空間的・強度的な関係といったものがあげられる．

運動イメージと治療訓練

このような前提を踏まえていくと，「遂行されようとする行為の心的な表象」として運動イメージを捉え，これをリハビリテーションの中で使っていこうとする仮説には充分な根拠があるように思われる．心的表象を使うことにより，Jeannerod (1984) がいうように，運動の組織化についての基本的な仮説がさらに深く理解できるばかりでなく，症状や回復

第I部　運動イメージ

モダリティを解釈するうえでの問題にも効果的に対応できると思われる.

　中枢神経系および末梢神経系疾患からの回復のための運動イメージの応用研究を進めることで，認知過程への介入と機能回復の間にどのような関連があるのかについてさらに詳細に分析していくことができるであろう. 運動の遂行様式の予測や行為の結果の予測という要素が，患者に学習させる行為の処理に重要であることにもはや論議の余地はないと思われる. それらの予測はまさに心的表象と定義されるメカニズムの中にある. 中枢神経系への損傷による病理からの回復に運動イメージを応用していく中で，病理が関係する神経系の領域が異なれば，イメージを活性化させる能力の変質も異なることが観察されている. イメージするという機能はほほどのケースでも維持されるが，損傷を受けた領域との関係で想起されるイメージの変質には差違が生じる. このような観察や，神経心理学者の研究（RothiとHeilman 1997, Sirigu 1997）に基づいて，イメージをつかさどる機能系の存在を提言する研究者も出てきている（Farah 1994）.

　我々の理論が認知に言及するものである以上（Perfetti 1999），行為の基盤をなす認知過程を常に考えの範疇に入れていかなければならないのは当然のことである.

　まだ充分に説明しきれていない点，残されている疑問点はある. しかし認知神経リハビリテーションの理論では運動イメージを使うことが不可欠であると考える. 以下にその理由を列挙してみたい.

すべての行為には表象が先行する

　動くためには表象が不可欠である. 表象とは，行為を介して課題解決を図るための知識の想起と組織化にほかならない. 表象は過去に想起したことのない新しいものであることも多い. このような表象をつくりだすための選択や組織化のプロセスにおいては，認知過程がプログラムに沿って活用されている. したがって，運動療法で表象を使うということは認知過程への介入を計画的にプログラムできるということである. 運動イメージを使うことにより，リハビリテーション専門家は認知過程と筋収縮の距離を越えることができるのである.

　同じ理由から，表象を使うことで，いわゆる運動要素と感覚要素との区分対立を越えることができる. 行為を運動要素と感覚要素に分ける考え方は，リハビリテーションの限界のひとつになっていた.

　このような前提にたち，何年もの経験から得られたデータを解釈してみたい. 認知運動

I-2 運動イメージ，心的表象と治療訓練

療法と定義された治療方略（Perfetti 1998）の基礎となるのは，第1段階の訓練と呼ばれるものである．これらの訓練では患者に筋収縮の活性化を要求しないばかりか，むしろ患者が自分から動こうとするとそれを止めるのが特徴である．患者に唯一要求するのは，問題を解決すること，つまりセラピストが遂行している身体部分の移動に合わせて筋緊張をプログラムに沿って調整させていくことである．しかし，正しい答えを出すためには解決策を想定しなければならない．患者が解決策を想定するために活性化する一連のプロセスは，イメージの活性化，つまり行為とそのために遂行される運動の結果についての心的表象に対応するのではないかと思われる．自らの身体を細分化して問題の解決策を想定するよう患者に要求するだけで運動が出現することも多い．認知運動療法では，訓練が「問題」として構成され提示されるため，患者は行為の表象をつくることを余儀なくされる．このような表象の内容には筋収縮に関するパラメータがいくつも含まれているため，運動の出現が容易になるのではないかと考えられる．

行為の特徴の中には簡単に言語記述できないものもある

重量をどのように感じているか，ある関節レベルではそれをどう感じているか，または四肢やある筋群から力を抜くということについて，患者に言語のみでの記述を求めるのは非常に難しい．健側の四肢でまず知覚してもらい，その正しい感覚を患側で再現するように導くほうが作業がやりやすい場合が多い．

中枢神経系の組織化を常に改善していく必要がある

リハビリテーション専門家が対処しているのは，変質し新しい組織化を必要としているシステムである．

自然回復だけにまかせていては，中枢神経系の組織化に対する認知過程の貢献を充分引き出せるようにプログラムされた訓練を受けた患者ほどの回復レベルに達することはできない．

患者は誤った使用不可能なイメージを想起することも多い

すべての運動に表象が先行するのであれば，リハビリテーション専門家の第1の課題は，筋を収縮させることではなく表象を活性化させることである．しかし，この表象が正しく想起されないのであれば，誤った運動イメージを修正していくことが必要となる．

このような例の特殊なものとして，イメージの中でも痛みを感じるという状況がある．

たとえば，脊柱に痛みを伴う症状をもつ患者が体幹の運動をイメージすると，痛みも一緒に想起してしまうことが多い．これについての説明としては，中枢神経系が運動を理解するために分析しなければならない運動関連情報にくい違いが生じているのではないかという仮説があげられている．運動とは，視覚，触覚，聴覚，運動覚，前庭覚，さらに言語情報などを中枢神経系が解読したものであることが知られている．このような情報間には，それが同じモダリティからのものであっても（たとえば，すべての体性感覚情報は同じ運動に関するものとして解読されねばならない），異なるモダリティからのものであっても（視覚情報，運動覚情報，前庭覚情報が同じ運動に関するものとしてくい違うことなく解釈されねばならない），整合性が保たれていなければならない．

ある情報源が同じ運動について整合性を欠く指示しかできなければ，中枢神経系は運動を組織化するうえで困難な状況に陥る．そこから脱却するためには，くい違う情報源のいずれかを排除しなければならない．つまりあるタイプの情報を放棄する，すなわち一種の機能的な情報遮断を行うことになる．

脊柱に障害のある場合は，神経系がこの身体部分からくる情報の活用を諦めているのであり，この一種の情報遮断が痛みの症状の原因となるのではないだろうか．リハビリテーションの場でこの問題を考えていくと，運動イメージを使うことで，正しい方法で正しい情報を再利用できるよう学習させ，機能的な情報遮断とこれにより生じる痛みの症状を克服させることで，患者が損傷を受けた身体部位からくる感覚を使えるようにしていくことができるのではないかと考えられる．

身体部分の局所的なストラテジーが回復されなければならない

局所的なストラテジーとは，筋収縮や関節可動も含むある身体部位の機能の総体である．リハビリテーションの対象となる身体部位が回復をめざす機能系に貢献できるためには局所的なストラテジーが必要となる．リハビリテーション専門家は，対象としている身体部位が，たとえそれがいかに部分的なものに思えても，回復をめざす機能系にどのように貢献しているのかを常に考えなければならない．たとえば，肩甲上腕関節の運動回復を図る場合，筋や関節だけを考えるのではなくシステムとして考えていく必要がある．回復すべき機能—たとえばリーチング機能—の中で肩甲上腕関節を考え，空間のある部分におかれた物体に接触しようとするとき，この機能の中で肩はどのように貢献しているのかを考えていかなければならない．また，どのようにしてその貢献を果たしているのかも考えなければならない．実際，整形外科疾患においては，筋や関節というよりもシステムの機

能に問題があることが多い．機械的な機構や運動遂行のメカニズムに加え情報機構にも異常があり，まさにこの情報機構の変性のために機能的な問題が出現しているからである．

　当然ながら，局所的なストラテジーは課題に依存し課題の遂行に相関している．固有受容性タイプのリハビリテーションを支持する者は，それが局所的な反射に依存していると考え，固有受容器への刺激や前庭器への刺激による回復を提唱しているが，そのようなはずはない．局所的なストラテジーは認知過程によって正しく動的に活性化されるのであるし，認知過程は課題に応じて活性化されていくのである．

　このように考えると，イメージの役割とは局所的なストラテジーを正しく活性化させることにあるとみてよい．つまり，損傷肢が遂行する運動の知覚痕跡として働いているのではないだろうか．関節の可動域が限られているうえ，筋の動きは記述しにくいということもあり，言語だけではなかなか有効な指示ができないのが現実だからである．

参考文献

Anokhin PK：Biologia e neurofisiologia del riflesso condizionato, Bulzoni, Roma, 1975.
Baron MR：Utilizzo dell'immagine motoria nelle lesioni del settimo nervo cranico. Riabilitazione e Apprendimento 17：139-142, 1999.
Bernstein N：The coordination and regulation of movement. Pergamon, New York, 1967.
Berthoz A：Le sens du mouvement. O Jacob, Paris, 1997.
Gazzaniga M：The cognitive neurosciences. MIT Press, 1995.
Decety J：私信，1999.
Decety J, Jeannerod M：L'imagerie et son substrat neurologique. Rev Neurol 151：474-479, 1995.
Farah M：Pantè F(1999) より再引用．
Ferretti F：Pensare vedendo. Carocci, Roma, 1998.
James W：Berthoz A(1997) より再引用．
Jeannerod M：The representing brain：neural correlates of motor intention and imagery. Behav Brain Sci 17：187, 1984.
Gandevia SC：The perception of motor commands of effort during muscular paralysis. Brain 105：151-159, 1982.
MacKay DG：The organization of perception and action. Splinger, New York, 1987.
Paivio A：Mental representation. A dual coding approach. Oxford Univ Press, New York, 1986.
Pantè F：L'utilizzo dell'immagine motoria nel trattamento dell'emiplegico. Riabilitazione e Apprendimento 17：127-138, 1999.
Pantè F, Rizzello C：L'esercizio terapeutico nella aprassia. Riabilitazione Cognitiva 1：63-70, 2000.

Perfetti C：El ejercicio terapeutico cognoscitivo para la reeducation motora del hemiplejio adulto. Edika Med, Barcellona, 1998.
Perfetti C, Rossetto F：L'immagine motoria come elemento dell'esercizio terapeutico conoscitivo. Riabilitazione e Apprendimento 17：109-116, 1999.
Rothi L, Heilman K：Apraxia：The neuropsychology of aciton. Psychology Press, New York, 1997.
Schmidt RA：A schema theory of discrete motor slill learning. Psychol Rev 82：225-260, 1975.
Sirigu A：Pantè F(1999) より再引用．

I-3　脳卒中片麻痺の治療における運動イメージの活用

L'utilizzo dell'immagine motoria nel trattamento dell'emiplegico

　ここ数年，生理学や神経心理学さらには臨床医学の領域における数多くの研究により，心的イメージが客観的・定量的な方法で分析可能となり，その構造の特性が明らかにされてきている．しかし，それ以前は，心的イメージは人間の中枢神経系に明らかに存在はするものの，その特性は内省的な方法を通してしか分析できないと認識されていた．そのため，その研究はもっぱら哲学者や芸術家の専有とされ，実践的な分野（音楽，スポーツ）への適用も非常に興味深いと考えられはしたが，経験主義の範囲を出ることはなく，科学的な検証や審査にかけられることもなかった．

　しかし，現在では展望が変わり，科学的な裏づけを求めるリハビリテーションにおいても，効果的な回復プロセスを活性化させるための有効な治療手段として心的イメージを活用できるのではないかと考えられるようになった．

　それでも，理論的な問題はまだ数多く残されている（Perfetti 1997）．特に，認知運動療法において運動イメージと呼ばれるものを活用しようとするときに，リハビリテーション専門家が解決していかなければならない問題は少なくない．

脳卒中片麻痺患者の運動イメージ

　運動イメージが認知運動療法における知覚仮説と少なくとも部分的に重複するものであるという仮説（Perfetti）に立脚して作業を進めるとすれば，運動イメージを実践的に活用していくためには，基本的に重要ないくつかの問題と取り組む必要がある．

　第1の問題は「患者は運動イメージを想起することができるのか」ということである．

特に，リハビリテーション病棟によくみられる脳卒中後の重症患者が運動イメージを想起することができるのかどうかという問題がある．これらの患者は，複数の大脳皮質領域や皮質下領域を巻き込んだ広範な損傷を負っていることが多い．長期間にわたり運動をすることのない状況におかれた広範な損傷をもつ患者は，セラピストが正しく活用できるような運動イメージを呼び起こす能力をまだ有しているのだろうか．実際，患者が正しい運動イメージを呼び起こすことができるような段階にないことが確認されるケースも多い．たとえば，損傷を負ってから時間の経過した脳卒中片麻痺患者や整形外科疾患の患者では，健側で想起する運動イメージと同じものを患側で想起することが困難である．

患者が運動イメージを想起することが可能だとすれば（他の分野の研究者によって進められてきた研究結果からすれば，それは可能と思われる），セラピストは患者が想起できる運動イメージの"質"について考えなければならない．患者の想起できる運動イメージの質によって，いかにこれを使っていくかも変わってくることは明らかである．

リハビリテーションへの運動イメージの実際的な活用を真剣に試みる前に答えを出さなければならないもうひとつの問題は，運動イメージと実際の運動との相互関係についてである．

患者が想起できる運動イメージの質は，実際に実行可能な運動の質とあまり変わらないと考えられる．JeannerodとDecety（1993）の研究がこれを示しているといってよい．そこで，次に，随意運動の欠如がすなわち運動イメージの欠如を意味するのかどうかという点について考えてみなければならない．もしそうであれば，リハビリテーションの初期の段階やきわめて重篤な場合における運動イメージの活用はかなり難しいものとなろう．

リハビリテーションのプログラム立案のためにきわめて重要なこれらの疑問に対する答えは，治療訓練を通してしか得ることができない．治療訓練を患者の機能回復を実現する手段としてのみ認識すべきでないことは周知のごとくである．認識論の観点からすれば，治療訓練は提示された仮説を検証するための，そしてリハビリテーション作業のあらゆる局面で生じる疑問に答えるための強力な手段なのである．

そこでアプローチとしては，一連のリハビリテーション作業の計画を立てることから始めるのが適切であろう．つまり，訓練室で実際に患者と対峙しながら，運動イメージに基

づく治療の有効性についての疑問に答えるのに不可欠な問題に焦点を絞って考えていくことが要求される．そのためには，以下のような戦略を構築していくことが基本になると思われる．

1. どのようにして運動イメージを想起させるか．
2. どのようにして患者が想起したイメージの質を確認するか．
3. どのようにして患者が想起したイメージに働きかけるか．
4. どのようにして訓練の中でイメージを使っていくか．

どのようにして運動イメージを想起させるか

Farah（1984）によれば，イメージを想起することはある内容を長期記憶から短期記憶へ移すことだという（Ⅰ-1a：図2を参照）．彼は視覚イメージについて述べているが，同様のことが運動イメージにも当てはまるのではないかと想定される．

ここでも臨床応用上の問題は少なくない．まず，運動イメージの特徴を正確に定義することが必要となる．DecetyとJeannerod（1993）によって示された定義を受け入れるとして，患者が本当にそのような運動イメージを呼び起こすことができるのかどうか判断する必要がある．自分自身がある動作を行っているのを感じるのではなく，自分がその動作を行うのを見ている視覚イメージを呼び起こしていないか判断する必要がある．

運動イメージを想起することは健常者でもかなり難しい．そのため，すでにその第1段階でリハビリテーション専門家は一連の促通法に頼らざるをえない．この場合，その促通法が適切かどうかを常に自問する必要がある．

1) もっとも単純な方法は，脳卒中片麻痺患者に，患肢がある動作を行っているところを想像するよう求めることであろう．しかし，通常，この方法を治療を目的に用いることはきわめて困難である．

患者はセラピストからの要求に答えられず，視覚イメージを呼び起こしてしまうことが多い．運動イメージを想起することができた場合でも，正常な動きとはまったく異なったイメージ，すなわち生理学的な動作によって生じる運動感覚とはまったく違うものを想起してしまう．

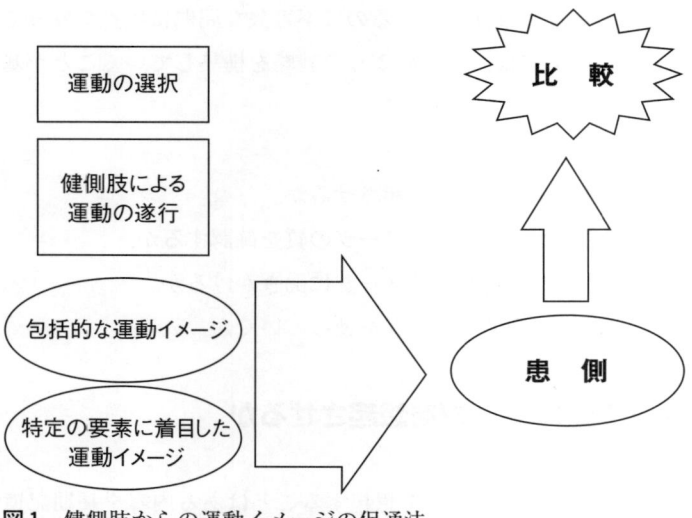

図1 健側肢からの運動イメージの促通法

2）セラピストが使える促通法のひとつとして，まず正常な健肢から作業を行うよう要求する方法がある（図1）.

脳卒中片麻痺患者の場合，まず患者に健側でのある動作を要求し，次いでその動作を行っているときに生じた感覚を記憶して，さらにその感覚を再度想起するように求める．健側で呼び起こされた運動イメージは，患側で正しい運動イメージを呼び起こすための基準となる．

実際にはセラピストは次のように作業を進める．

a) 訓練の内容を考慮して，意味があると判断された運動を1つ選ぶ．
b) 患者がその運動をイメージできるようになったと判断できるまで，健側で何度も動作を反復させる．
c) 健側でその動作を行うところを（当然，その動作を行うことなく）イメージするよう患者に要求する．特に，想起した身体部位の移動や身体を細分化して得た情報について，また運動する主体が自分であるという感覚に注意をはらうよう要求する．

この段階では，複数の情報の中から特にある情報の特性に注意を向けるのが有用であると判断される場合には，その特定情報に注意を向けるよう要求してもよい．

I-3 脳卒中片麻痺の治療における運動イメージの活用

d) 患者にどの程度イメージできたかを記述させる．患者が想起したイメージの内容が正しいかどうか，まず第1回目の確認を行うためである．たとえば，身体のいくつかの異なった部分で生じた感覚，行為に関与する複数の要素間の空間的・時間的な関係，接触に関係する内容などについて述べてもらう．イメージの内容が"貧弱"であるとか，または運動イメージの中で身体の細分化が不適切だと判断したときは，口頭での介助を通してより重要だと考えられる情報へ患者の注意を向けながら，最初からそのプロセスをやりなおすよう患者に提言する．

e) 健側で想起した動作の運動イメージを，それと同じ動作を行っているようにイメージしながら患側へ移す．

f) 健側と患側の2つのイメージを比較させる．健側と患側での運動や感覚の差違が，同じ運動を想起したときのイメージや心的表象にも差として現れるかどうかを調べるためである．実際には，この2つのイメージは同じにならないことが多い．患側肢の運動イメージは混乱していることが多く，健側に比べて硬直して重たく，ときには痛みを伴って感じられる．このような場合は，健側でもう一度動作を繰り返すよう患者に要求する．その際，患側で想起するのが難しかった感覚の要素に特に注意を向けさせる．次に，再度健側で行った動作を，特に実際の運動の遂行中に注意を向けた部分に注意しながらイメージするよう要求する．健側で想起されたそのイメージを再度患側に移すよう患者に要求するが，今度は，前回想起が難しかった部分に注意の焦点を合わせる．患者には，新たに作成された患側でのイメージと前回の患側のイメージとを比較させ，その結果に違いが認められれば，それを説明するよう求める．この一連の手順を何度も繰り返すことで，運動イメージの質が改良され，健側と患側のイメージを同じものにしていくことができるようになることが多い．

g) 第1段階の訓練の場合，いったん"正しい"と判断できる運動イメージが呼び起こされれば，セラピストは患者の四肢を他動的に動かして運動を導き，行われた運動と想起したイメージとが同じかどうかを確認するよう患者に求める．患者はイメージされた感覚と動作によってもたらされた感覚を一致させるよう努力しなくてはならない．

h) 動作の遂行時に生じる感覚と運動イメージとを比較し，そこに差が認められた場合はそれについて説明してもらう．患者は，実際の感覚と運動イメージを比較することで，自分自身の運動の誤りに気づき，どこでどのようにその誤りが生じるかをつ

きとめ，正しい運動感覚を得るためには，何をしなければならないか，どのように自分の身体を組織化しなくてはならないかを理解し始める．

3) 運動イメージの想起を促通する3つめの方法は，空間あるいは接触に関わる認知問題をあらかじめ提言しておくというものである．この際，セラピストの介助で患側を細分化して解答を求めてもらう課題を選ぶ必要がある（第1段階の訓練）．患者には，質問された形状を認識するためには，どのような感覚が知覚されなければならないかをイメージするよう要求する．この方法は，健側が存在しないかあるいは損傷が重篤で健側が使えない場合，あるいは健側と患側の知覚能力があまりにも違いすぎ，両者を比較することができないほど感覚障害が著しい場合などに用いられる．

作業の手順を以下に示す．
a) 閉眼の状態で，四肢を空中の一定の肢位に挙上したときの感覚，あるいは四肢またはその一部（たとえば手関節など）が一定の運動軌跡を描いたときに生じる感覚を患者に知覚してもらう．機能回復をめざす四肢や身体の一部をセラピストが保持して運動を誘導しながら（第1段階の訓練），一定の形状や表面性状，重量や圧力など（あらかじめ何をするかは患者と合意しておく）によって生みだされる感覚を患者に知覚してもらう．
b) たとえば，ある形状を知覚し認識させる場合，まずその形状に沿って患側肢を動かしている感じをイメージしてもらう．
c) 患者にそのイメージを述べてもらう．
d) 患者の患側肢を保持して形状を認識するよう動かす．それは運動イメージしたものと同じである場合もあり，違っている場合もある．
e) 運動イメージしたものと実際に感じたものが同じであるか比較し，その違いを口頭で表現するよう患者に求める．

4) 自分の「外側の」イメージ，すなわち第三者が作業しているようなイメージを使ったほうが効果的であるように思われることもある．患者は第三者もしくは鏡に映った自分自身がある一定の動作を行うのを見ているようなイメージを想起する．

この方法には3つの局面があると提言している研究者もいる（Rizzello 1998）．

I-3 脳卒中片麻痺の治療における運動イメージの活用

1) 患者に鏡に映っている自分自身を見させる．
2) 患者に鏡を使わずに（視覚イメージで）自分自身を見させる．
3) 患者に自分自身が患側で動作を遂行している運動感覚をイメージさせる．
このようなイメージの想起法は，運動イメージを呼び起こすことが著しく困難な重症例に対し用いることができる．

5) もうひとつの促通法は，「バーチャルイメージ」あるいは「純粋イメージ」と定義される心的表象の想起を使うものである．患者に，イメージを想起する前に健側や患側を実際に動かしてその動きを知覚させる手続きを経ず，ある物体を見てもらい，体性感覚を使ってそれを知覚するときのイメージを想起してもらうものである．まず，対象となるものを患者に見せる（たとえば，異なる触覚表面のセットなど）．次に患者にそれらを注意深く観察し，それぞれの対象物の特徴はどこにあるか，自分の身体の運動を使って対象を認識しそれらを識別するためには，どのような情報が重要であるかを判断するよう促す．

したがって，患者は，自分の身体が受ける感覚とはどんなものか，その対象を認識するにはどのような運動を行うべきか，どのような要素が互いにどう関連し合うべきなのかをイメージしなくてはならない．外界との適切な相互作用のために不可欠なのは，運動だけでも感覚だけでも記憶や知覚への注意だけでもなく，これらすべての要素の間につくりだされる関係性なのである．運動イメージを使うことで，これらの関係性の統合が迅速に行われるようになり，こうした関係性の中から外部世界への適応能力が創発されてくるのである（上記の形状の認識訓練の例でいうと，患者は中手指節間［MP］関節の屈伸を使って，指腹部という受容器表面を探索する対象の表面と接触させることで知覚仮説を検証しようとする）．

患者は，複数の表面の中から患者がどれを選んだかをセラピストが特定できるよう，イメージした感覚についてできる限り詳細に記述しなければならない．

セラピストは患者の記述に導かれながら，患者が何をイメージしたか特定しようとする（たとえば表面性状や運動軌跡）．セラピストは，患者の四肢を誘導して対象物に接触させたり，あるいは探索運動をさせることで認識させ，その感覚とイメージした感覚とを比較できるようにする．患者は，実際に知覚したものとイメージしたものとが同じであるかどうかを確認し，開眼して認識したものがどれかをセラピストに示さなければならない．

この方法は，末梢あるいは中枢神経系に重い損傷を負っており，感覚に重大な障害があ

るケースに特に適している．このようなケースの場合，適当な促通法なしに，ただ患側を使って一定の感覚を知覚するよう患者に要求しても効果はない．できないことを要求しても無駄なのである．また健側の知覚が患側の知覚のモデルになりうるとも考えられない．むしろ，両者の感覚の著しい違いがあるために，予測した感覚が実際に受け取るであろう感覚とあまりにも異なるという結果となり，患者に新たな混乱と困難を引き起こしてしまう可能性がある．

運動イメージを想起するにはさまざまな方法があるが，それぞれが治療上で異なった意味をもつのか，単にこれまでの経験に依存した個々の認知スタイルの違いにすぎないのかは，今日まで実践されてきた経験からは確信をもって判断することはできない．

どのようにして患者が想起したイメージの質を確認するか

イメージを想起させるだけではリハビリテーション専門家の仕事はまだ終わらない．患者はイメージを"活性化"するよう，つまりある内容を長期記憶から短期記憶へと移すよう求められる．患者が想起したイメージの質をどのようにして確認できるかを考えてみなければならない．患者はどの要素を短期記憶に移行したのか，さらにそれらの再組織化にどのような処置をほどこしたのかを探る必要がある．これは健常者においても難しい．言葉に障害のある患者や，うまく説明することができない患者，混乱している患者についてはなおさらである．

Farah（1984）は，イメージの質をその「言語記述」を通して確認している．それは，彼の研究が視覚イメージを扱っているためであり，運動イメージの場合，その言語化はさらに複雑である．運動の場合は，その特徴の多くが無意識下にあるためである．それに加え，多くの患者は言語，理解，注意，記憶に障害をもっている．

患者のイメージの質を確かめるために，以下の3つのストラテジーを想定できる．
1) 患者自身による可能な限りの言語化
2) 時間計測（健側の動作を行うのに要した時間と，同じ側でそれをイメージするのに要した時間，そして患側でそれをイメージするのに要した時間を比較する）
3) 運動行動の改善

「言語記述」

「短期記憶」の中に移されたイメージの内容を調べるため，Farah（1984）が活用した

I-3　脳卒中片麻痺の治療における運動イメージの活用

視覚イメージを言語プロセスに変換する方法のひとつである．我々は，中枢神経系や末梢神経系による損傷を受けた患者，外傷や関節リウマチによる損傷を受けた患者にイメージを記述してもらい，患者が何をイメージできるか，どのようにイメージするかを分析した．その結果，一般的に3つの異なったタイプの患者がいると予想された．

a) 運動をイメージすることができない患者
b) イメージすることはできるが，患側で呼び起こされたイメージが健側で呼び起こされたイメージと異なる患者
c) 健側でも患側でも同じ運動イメージを呼び起こすことができるが，セラピストに助けられて行った実際の運動から得られた感覚が運動イメージと一致しない患者

時間測定

運動イメージの速度について調べ，運動や動作をするために要した時間とそれをイメージするために要した時間が同じであることを明らかにした研究がある（DecetyとJeannerod 1993）．運動をイメージできると主張する何人かの患者について，一定の運動を行うのに要した時間とそれをイメージするのに要した時間を調べたところ，健側でイメージを呼び起こすのに要する時間は，実際に運動に要する時間よりも長く，患側で同じイメージを呼び起こすのに要する時間よりも短いという結果になった．患側では，健側よりも2倍も3倍も長い時間を要することもある．実際の運動に要する時間とイメージに要する時間があまりに異なる場合は，イメージの想起や正しい運動イメージの構築に困難があると想定することができる．実際の運動に要する時間に比べてかなり長くなる場合も，かなり短くなる場合もあるが，どちらの場合も検査者はイメージを想起するのに要する時間をひとつの手がかりとし，イメージの質についてさらに調べることが必要である．

運動行動の改善

言語障害のために言語記述が困難であったり，身体各部に対する注意の障害やイメージの焦点化ができないことで正確な表現ができないような患者の場合，実際に得られた運動行動の改善性を調べることでイメージの質を確認することができる．また，イメージしたものと実際に運動を遂行することで知覚したものとを比較するよう求めると，患者は2つの感覚が同じだと述べることが多いが，このような場合でも，セラピストは患者の運動行動の変化を観察することでその正否を確認することができる．正しい運動イメージが正しい運動を生みだすと想定するのであれば，患者の病状に応じた運動行動の改善がみられれ

ば，それは患者の運動イメージが正しいことを意味すると考えられるからである．

運動行動の改善は次のように現れる．
―セラピストによって誘導される運動に対し正常な筋緊張で対応できるようになる．
―異常な放散反応が制御できる．
―部分的な運動単位の動員が可能となり，それまでの手足が"重い"感じに対して，"軽い"感覚がもたらされる．
―空間での正しい方向感覚や運動連鎖に関わるさまざまな要素を，正しい空間時間的なシークエンスに従って介入させることができる．

運動行動の改善が知覚問題を解く際の注意力の増加という形で現れることもある．これにより複雑な認知問題を解く能力が向上し，自分の身体を使って体性感覚情報を収集したり，それらの情報に正しい意味を与える能力が向上する．

反対に運動行動に改善がみられないということは，誤ったイメージを想起していることを意味するか，あるいは運動の遂行中や終了時にもたらされる体性感覚情報に対して注意が散漫だと推測できる．この場合，運動イメージと実際に遂行された運動とが2つ別の実体として分離したままになっていると予想される．この状態では，運動イメージを，運動行為によってもたらされる実際の知覚を導くためのガイドや参考として使用することはできない．

運動イメージの質が確認できたら次のステップへと歩みを進める．患者が正しい運動イメージを想起できるようになれば，損傷によってもたらされた機能障害の回復のために，そのイメージをどのようにして活用することができるかを考えていく必要がある．また，想起された運動イメージが正しくない場合には，そのイメージの改善に取り組むことが可能か，またそれが有用かどうかを判断しなければならない．

どのようにして患者が想起したイメージに働きかけるか

患者が正しい運動イメージを想起できないと予想された場合，最初の疑問はイメージを変えることができるかどうかということになる．

イメージを変化させることは可能だと思われる．Georgopulos（1995）はイメージの変

化のプロセスを研究した研究者の一人であるが，患者がどのように心の中のある物体のイメージを回転させることができるかを観察し，10°回転させるには90°や360°回転させるほど時間がかからないことに気づいた．

　Georgopulosはまた，患者がイメージの中で回転させる最速スピードと，実際に事物の方向を変える最速スピードがほとんど同じであることに気がついた．

　また，Farah（1984）は，視覚イメージについての理論モデルにおいて，いったんイメージが生成される（つまり長期記憶から短期記憶へと情報が移行する）と，さまざまなプロセスが活性化されると述べている．そのうちのひとつが点検あるいは加工のプロセスである．このプロセスを通じて，生成されたイメージに含まれているモデルが知覚へと変換される．この知覚においては，イメージの中の各部やその関係が認識され組織化されている．このプロセスはこれらの情報を他の認知システムに伝え，以下のようなプロセスを活性化していく．

イメージの変換

　a）視覚イメージから運動イメージへ，視覚イメージから言語記述へ，運動イメージから言語記述への「変換」（transformation）のプロセス．

　リハビリテーションの視点からみたイメージ変換の最初のステップは，想起するのが簡単な一般的な視覚イメージを運動イメージに変換させるところにある．次に「言語記述化」の方法を通して，運動イメージを言語プロセスに変換する．これにより，リハビリテーション専門家は患者がどのようなイメージを想起したか理解できる．

　ある運動をイメージしたときにどのような感覚が生じたか，また身体のどの部分でそれを感じたかを言語化するよう患者に求める（発話および言語理解の問題がない場合）．言語化された内容には，触覚，運動感覚，圧覚，筋肉や皮膚の緊張感，蟻走感，痛みなど，あらゆるタイプの感覚が網羅されなくてはならない．

　損傷のタイプ（中枢神経系か末梢神経系か）や，個人の想像力や認識能力の差によって，さまざまなタイプの言語化がなされることになる．

　―厳密かつ正確な記述：患者はどのような感覚を得たか，どこでそれを感じたかを細部まで正確に言及できる．たとえば，いくつかの異なる表面性状からひとつ選び，それを示指で触って感じるところをイメージするように言われた患者P.B.は，次のように述べていた．「左から右へ指が移動すると，交互に細い縦の溝になっている柔らかい

突起の部分を感じます．その動きに対する抵抗はありません．右から左への動きの中では，同じように縦の溝になっているでこぼこを感じることができますが，さっきよりもっと大きな抵抗があります」．

—あいまいで不正確な記述：ある動作を行うのに使用される自分の身体部位に対し，患者はあまり注意を払っていない．患者S.M.L.の例を挙げよう．彼女の前に置かれたテーブルの上に一定の距離を置いて並べられた5つのポイントがある．そのひとつに手を伸ばして触るところをイメージするように求められると，彼女はそのイメージを「手が前に行くのを感じました」と述べた．「手の感覚の他に，肘や肩にも何か他の感覚はありませんでしたか？」という問いに対する答えは，「いえ，手だけです」であった．彼女は重症の左片麻痺患者で，半側の空間失認や感覚障害があった．

—不完全な記述：患者は動きの一部をイメージすることができない．たとえば，腕神経叢に損傷を受けた患者P.B.のケースでは，健側の肘を3つの異なる角度（0°，90°，130°）に屈曲する運動のイメージを患側の肘へ移行しようと努力したが，90°以上肘を曲げるところをイメージすることができなかった．その理由は，おそらく，肘が長期間伸展されたままであったか，わずかしか屈曲できない状態にあったためであろう．

—あまり重要でない要素に重きをおく記述：たとえば患者P.D.Pの場合，肘を伸展したまま肩で円形の運動軌道を描くときの運動イメージを言語記述するよう求められた．患者は「ぐるっと回って円を描く指」についてのみ言及し，指を回すために他の身体の部分が動いているのを感じるかという問いに対しては「わからない」と答えた．

イメージの修正

上記の患者らの行った記述からも推察できるように，イメージの修正についてどのように取り組むかは，患者の抱える問題に応じて異なったものとなる．Farah（1984）は，イメージに働きかけるために有効と思われるいくつかのプロセスを提示している．

間違ったイメージの修正のために用いられる方法のひとつは「移行」（transform）である．要求された運動を実際に健側で行い，まず健側で運動イメージを想起してから，次にそのイメージを患側に移すというものである．イメージを言語化し，2つのイメージを「比較」（comparison）することが求められる．2つのイメージに異なった点があれば，Farahのいう「焦点」（focus）のプロセスへと進む．もっとも重要だと考えられるのに患者がそのことをわかっていない運動要素に対し，セラピストが口頭で患者に注意を向けさせる方法である．この方法は以下のように進められる．

I-3 脳卒中片麻痺の治療における運動イメージの活用

—セラピストの正確な口頭記述
――一連の問いと答えを通して，患者がイメージの内容にうまく注意の焦点を合わせ，いくつかの身体部位に注意を向けられるように導くガイダンス．たとえば，「あなたの前のテーブルの上にある5番のポイントに手を伸ばして触ると肘はどうなるでしょう？イメージしてみてください．肘は動くでしょうか動かないでしょうか？どのように動くでしょうか？曲がりますか，それとも伸びますか？ 肩はどのように動くでしょうか？最初に動くのは肩ですか肘ですか，それとも一緒に動くでしょうか？胴体は動くでしょうか？前に傾くでしょうか？」というように質問していく．このような新しい指示をしてから，もう一度健側でその運動を行うよう要求することも多い．その際，患者に対し記述の足りなかった部分に注意を集中し，運動を実際に行っているようにイメージさせ，次いでそのように細部まで意識し豊かになったイメージを患側に移行するよう要求する．患者は，このようにして，今まで重要とは考えていなかったが実は正しい運動遂行に欠くことのできない要素に対し注意を向け始めるようになる．

　患側でも健側と同じイメージを構築することができるのにもかかわらず，運動単位の動員障害のために代償が出現してしまうケースには，「焦点」のプロセスを用いるもうひとつの方法が適用される．イメージはできているのにイメージした運動をセラピストの介助で行おうとすると，要求された課題に直接関係のない誤った別の運動や別の身体部分（たとえば体幹など）を用いてしまうケースである．あるいは，異常な放散反応が出現するときにみられるように，その運動に関係のある筋肉とは通常関係のない筋肉を過度に収縮してしまうケースにも適用される．たとえば，患者P.B.に対し，前面に置かれたタブレット上に提示された4つの区画の一つに健側の手をもってくる動作を行い，続いてその運動をイメージするよう要求した．次に患側で同じイメージを想起し，続いてセラピストの介助でイメージした運動を実際に行い，そこで生じた運動感覚とイメージとの比較を行うよう求めた．患者は，イメージしたときの感覚と実際に運動を行ったときの感覚は一致しないと述べた．実際の運動を行ったときには肩や肘のほかに体幹も動くのを感じたが，イメージの中ではそれは起こらなかったからだと述べた．そこで，患者に，体幹に注意を払いながら，健側でもう一度運動を繰り返すよう要求した．患者は，運動を言語で表現するにあたり体幹は動かなかったと明言した．次に体幹が動かないことに注意を集中させながら，健側で運動をイメージするように要求した．その後，患側で同じ運動をイメージし，次に

患側で実際に運動を行い，それがイメージされたものと同じようになるように求めた．
　すると，患者は体幹を動かすことなく運動を遂行することができたうえ，実際に運動を遂行したときの感覚とイメージとを比較しても，両者に差違は認められないという結果になった．

　イメージを修正するために用いることのできるもうひとつの方法は，Farahによって「補完」（complement）と定義されているものである．これは，その運動にとって重要な要素が患者の記述から脱落しているとき，あるいは患者が運動の一部をイメージすることができない場合などに適用することができる．たとえば，患者P.B.は自分の損傷側の肘を90°以上屈曲するイメージを想起できなかった．そこで，閉眼で何を感じるかに注意を払いながら90°から130°まで曲がる健側の肘で運動を行ってもらった．運動し終わったら，屈曲してもらうときに感じたことをイメージし，すぐにその同じ感覚を患側でイメージするよう求めた．このような促通法を通じて，患者は患側で130°まで肘を曲げるイメージを完成することができるようになり，その感覚は健側でイメージされたものと同じになったことがわかった．

　「修正」（modification）のプロセスは，患者が正しいイメージを呼び起すことができず，その結果正しい運動も行うことができない場合に適用される．たとえば，左上腕骨大結節部を骨折した患者E.G.の場合，直径の異なる4つの円の大きさの違いを，閉眼で円をなぞって識別するよう要求した．セラピストは，第1段階の訓練方法に従い，患者の上肢を支持して運動を介助しながら誘導した後，描かれた円のひとつを自分でなぞるときの肩の運動をイメージするよう求めた．患者はセラピストが誘導したときの感覚と同じ運動をイメージすることができないと述べた．円をなぞりながら肩が上方に向かうところをイメージすると，上腕と一緒に肩甲骨も挙がってしまうというのである．そこで，セラピストは変質したイメージを修正するために，健側で同じ4つの円をなぞらせ，このときに肩にどのような感覚が生じるかに注意を払うよう指導した．次に，患者はこの運動を健側でイメージしてそれについて記述し，上腕が動いているとき肩甲骨は下がったままでなくてはならないことに注意を払いながら，患側で同様のイメージを呼び起こすように要求した．すると，患者は健側で想起されたイメージと同じ正しいイメージを患側で呼び起こすことができるようになった．セラピストは患者を介助して，イメージされたものとできる限り同じ円形の運動を行うよう求めた．セラピストのこのような介助により，患者は肩甲骨の挙上とい

う代償を行うことなく,正しい運動を遂行することができるようになった.

以上,少ない例であるが,運動イメージが誤っていることが判明したとき,それを修正するために行うことができる取り組みについて提示した.むろん,病理の特徴や患者の個別性などにより,他の方法に頼ることも可能である.

どのようにして訓練の中でイメージを使っていくか

報告した症例でみてきたように,リハビリテーション専門家は"一般的イメージ"から"運動イメージ"へ進み,さらに"特定の運動イメージ"を得るための取り組みを行う必要がある.認知運動療法の視点からすれば,運動イメージは「知覚仮説」の構築や意識化をさらに良質なものにさせるツールだと考えられる.そういえるのは,運動イメージが運動遂行により獲得が期待される予測的情報に豊富さと正確さをもたらすというためだけではない.患者は,運動イメージと運動を実際に行うことで生じる感覚とを比較することによりフィードバックを行い,そのことでエラーを見つけそれを修正することができるようになるからである.このように,認知運動療法において,運動イメージは知覚仮説を強化するためのツールとして理解されなければならない.

参考文献

Decety J, Jeannerod M:Central activation of autonomic effort during mental simulation of motor action in man. J Physiol 461:549-563, 1993.
Farah MJ:The neurological basis of mental imagery:a compnential analysis. Cognition 18:245-272, 1984.
Georgopoulos A:Motor cortex and cognitive processing. In Gazzaniga MS(ed):The cognitive neurosciences. MIT Press, Cambridge, 1995.
Perfetti C, Rossetto F:L'immagine motoria come elemento dell'esercizio terapeutico conoscitivo. Ipotesi preliminari. Riabilitazione e apprendimento 17:109-116, 1997.
Rizzello C:私信.

第Ⅱ部
失行症の諸問題に対する
リハビリテーションアプローチのために
PER UN APPROCCIO RIABILITATIVO AI PROBLEMI
DELL'APRASSIA

II-1　失行症のリハビリテーション的解釈のための提言

Ipotesi per una interpretazione riabilitativa dell'agire aprassico

高次皮質機能

　本章では，大脳皮質機能と定義されるもの，つまり一般的に「高次皮質機能」という呼び方をされている機能に注目してみたい．まず，この「高次皮質機能」という用語自体があまり適切な用語とはいえない．それは，厳密には「皮質」ではなく「皮質下部」のメカニズムによって保証されている機能を指すことが多いからである．また，「高次／低次」という用語にも問題がある．たとえば，これまで歩行は「低次機能」と定義されてきたが，それは，歩行が不適切にも「低レベル」と位置づけられた脊髄レベルのメカニズムだと考えられてきたためである．しかし，中枢神経系において「高次」と「低次」とを区別することはきわめてむずかしいことなのである．

　ここで分析を試みる「失行症」という病理は，まさに「高次皮質機能」に異常をきたしたものである．まず皮質に起因する機能であることは確かだし（皮質下に起因する失行症の形態はありえないと考えられている：Pramstaller と Marsdsen 1996），単純な「筋収縮」や「働筋―拮抗筋の共同」に比べれば"高次"だといえる．

　「失行症」をリハビリテーションの立場から解釈するという作業は，リハビリテーション専門家にとってひとつの挑戦といえよう．それは高次皮質機能から投げかけられた挑戦であり，毎日の訓練室での作業と密接に関わる重要な挑戦である．

　片麻痺患者の回復をめざすリハビリテーションを実施する場合，失行症の有無により対応を変えられないリハビリテーションの方略が不適切なのは想像に難くない．残念なが

ら，リハビリテーション専門家がこの病変に対して理論的な仮説をたてようとさえしない実態があるのは事実である．

　運動との関わり方の程度により病理の形態を区別することに意味があるとすれば，失行症が他の高次皮質機能障害と比べてもリハビリテーション専門家の作業と関わりが深いことは確実である．現代のリハビリテーションにおいて，まぎれもなく中心テーマのひとつとなっている「空間の概念」と密接な関係があることもその理由のひとつといえる．

高次皮質機能へのアプローチ

　失行症の研究に段階的に対処していくためには，リハビリテーションにおいて高次皮質機能の研究がどのような位置づけとなるのかを明確にする必要がある．
　この問題に対するアプローチの方法としては，基本的に次の3つが考えられる．

　a) 第1のアプローチは，運動回復を高次皮質機能の回復とあえて区別するものである．そこでのセラピスト（理学療法士という呼び方が好まれる）の役割は運動側面への介入に限られたものになり，患者の「脳」に関わる部分については神経科医や神経内科医などの担当となる．セラピストの職業プロフィールに「高次皮質機能障害の治療はセラピストが担当する」と明言されているにもかかわらず，このような分担がなされているのが現実である．

　b) 上記のアプローチでは，力や運動の再教育と高次皮質機能の関係が切り離されている．これに対し，第2のアプローチは，高次皮質機能障害の治療はセラピストの担当であるとしながらも，運動を担当するセラピストとは異なる専門家がそれを行うべきであるとするものである．この考え方によると「訓練室のセラピスト」に対して，格が上の「研究室のセラピスト」がいることになる．失語症，失行症，半側無視を担当するセラピスト，つまり訓練室で筋や関節を扱うセラピストとは"違う"セラピストがいることになる．誰がみても矛盾は明らかであるが，基本的には誰もが受け入れている概念である．

　c) 第3のアプローチ，つまり問題を総合的に分析していこうとするものが，おそらくもっとも理にかなっている．それは，運動の回復と高次皮質機能の回復の区別を克服しようとする考え方である．

II-1　失行症のリハビリテーション的解釈のための提言

　Luria（1967）も，複数のプロセスが連なる複雑な鎖の最後の輪が運動であり，高次皮質機能をなおざりにして運動能力の回復はありえないと主張している．現時点では，たとえば失語症患者の言語再教育と片麻痺患者の運動再教育のつながりを明らかにするのは困難である．しかしながら，これこそがリハビリテーション専門家のめざす方向でなくてはならない．「リハビリテーションとは運動を回復することではなく，運動を介して異常をきたした機能を回復させることである」と表明するリハビリテーション専門家もでてきている．すなわち，リハビリテーションとは，特定の「運動」に要求される「機能」を回復することだということになる．

　上記のスローガンに従えば，損傷により異常をきたした高次皮質機能も，運動を介して回復されるべきだと考えられる．

　しかし，このような信念を実行に移そうとすると，失語症患者は言語療法士に任せるべきだとする人々の抵抗にあうことになる．彼らも問題を総合的に捉えていく必要性や，運動を高次皮質機能と切り離して扱うことはできないことを認識してはいるが，このような病変に対してどのように対処してよいかわからないのである．

　運動と高次皮質機能を総合的にとらえる視点が受け入れられない理由は，一般のリハビリテーションで採用されている運動理論（theoria motoria）にある．もし運動を反射の総体と考え，その運動再教育は外部刺激・筋力増強・筋の伸張などによって行うとする運動理論に基づくのであれば，高次皮質機能は運動理論あるいはリハビリテーション理論の中でどのような位置づけになるだろうか？

　神経運動学タイプの方略が，その理論と一貫した高次皮質機能評価や治療を取り入れていくのにはかなり無理があるように思われる．このようなアプローチを信奉する者の中には，自分たちの"理論"の中に，リハビリテーションにとって重要な基本要素，つまり知覚・注意・記憶などを運動へのアプローチに体系的にとりこもうと試みてきた者もいる．しかし，このような要素は彼らのリハビリテーション方略の基礎になっている"理論"では考慮されていない．それは，より複雑な理論を唱えるリハビリテーション専門家たちが取り組んできた問題なのである．

　神経生理学や神経心理学の知見を拠り所としてリハビリテーションを考えてきた者は，基礎科学の成果をリハビリテーションの中でどのように理解していったらいいのか悪戦苦闘してきた．多くの場合，このような新しい知見は彼らのオリジナルの"理論"とは相容れないものであったからである．

　姿勢という概念を思い出してほしい．姿勢は反射の総体であるとする考え方は最近

Bobath 派の研究者からも批判されているが，もともとそれは，この方略の基礎にある運動理論の基本的概念であった．

　同じような現象が，高次皮質機能，特に失行症についてもみられるのかどうか考察してみるのも面白いだろう．

失行症と認知理論

　失行症の問題を批判的に検証していくためにここでとりあげるリハビリテーション理論は，認知理論といわれるものである．この理論をリハビリテーションに応用するにあたっては，いくつかの基本的な考え方がある．このような考え方が失行症における問題点を研究するうえで適切かどうかを検討してみたい．

リハビリテーションを学習と捉える

　認知理論においてリハビリテーションは学習であると捉えられている．このような視点が失行症のリハビリテーション的な解釈にどのように関わってくるかを最初の問題としてとりあげたい．

　失行症の伝統的な定義では，この病変をすでに学習された運動の異常として捉えている．それが正しいとすれば，失行症患者は新しく学習される運動についてはまったく問題がないはずである．新しく学習される運動については，「エングラム（engram）」が存在していないことになるからである．

　これに対し，失行症はすでに学習された運動の異常だけでなく，運動学習そのものの病変でもあるという仮説が提言されている（Heilman 1985, Rothi 1991, De Renzi 1990）．ただし，Rothi らは，「学習済みの運動の異常」という仮説も捨てておらず，2 つの異なるストラテジーを仮定している．

　失行症と学習済みの運動の関係はそう簡単に解明されるものではなく，現在も文献上で多くの議論が交わされ，数多くの仮説が提言されている．そのような仮説の中でもっともよく知られているのが「運動エングラム」の概念といわれるもので，Liepman（1920）が提唱したものとされている．また，多くの研究者がこの概念を後の Keele（1968）によるプログラムの理論と重ね合わせている．

　運動エングラムもプログラムも，かなり単純化された視点に立つものである．それらは，筋へのステレオタイプな指令の総体が中枢神経系のどこかにしまわれており，主体がその

Ⅱ-1 失行症のリハビリテーション的解釈のための提言

運動を遂行したいという「意思」をもつたびに，その指令にアクセスできるというものである．

しかし，リハビリテーションを学習の一形態と捉える認知理論では，オートポイエーシス（autopoiesis）や自己組織化（self-organization）という考え方をもとに，運動がステレオタイプ化したプログラムの中から選択が行われることで成り立つわけではないことを明らかにしてきた．人は常に異なるやり方で運動するのであり，そのつど新しい方法で運動機構を組織化するのではないかと考えられている．

オートポイエーシスあるいは自己組織化の基本的な意味は，さまざまな機構が常にいろいろな形で組み合わされていくというところにあり（MaturanaとVarela 1986），Liepmannの後継者らが使っているような意味でのエングラムと定義されるようなものではない．

この概念を理解し，ちょうど共同運動の存在がもたらしたものと同じような幻想を克服しなければならない．本棚から本を取り出していくように複数のエングラムを活性化することができるというのは幻想なのである．この幻想に代わる基本的な概念は，患者は「そのつど異なる運動を組織化する能力」を失った／あるいは制限されたのではないかという考え方，そして運動を組織化するこの能力こそを回復させなければならないという考え方である．

したがって，リハビリテーションの認知理論において，失行症からの回復で問題とされるのは「どのような学習戦略を使えば失行症患者は学習できるか」という点にある．

認知理論では，失行症からの回復に言語の果たす役割の重要性を認めている．ここでいう言語とは，患者の内的な言語とセラピストが使用する言語の両方である．

そこで重要になるのが，Vygotskyが1930年代に着手し，その後Luriaが継承した研究，行動の調整ツールとしての言語の役割，いわゆる内言語の研究である．

失行症の患者の中には，セラピストの口頭指示を自分の中で繰り返したときのほうがスムーズに運動を遂行できるケースがあるという報告がある（Rizzello 1997）．

ここで注意しなければならないのは，運動行動の欠陥を代償するための手段としてどう内言語を使うかという点である．

運動を認知と捉える

次に考えたいのは運動と認知の関係である．認知理論に立つリハビリテーションの視点からすると，筋収縮の組織化は生物の認知活動の遂行にとっての基本的なプロセスと考え

第Ⅱ部 失行症の諸問題に対するリハビリテーションアプローチのために

られている.

　失行症の場合，運動と認知の関係の重要性は，特に「触覚失行」(tactile apraxia) といわれる病変に顕著に認められる (De Renzi 1982).

　触覚失行の患者では，自発的に筋を収縮する能力は基本的に正常である．触覚，運動覚もまた同様に正常なのが普通である.

　しかし，対象物を触覚にて分析するという目的で筋収縮を行わせると，その組織化に大きな障害がみられる.

　1987年にドイツの神経学者Freundが，頭頂葉後部に損傷を負った複数の患者を観察している．これらの患者には感覚および筋収縮の障害はみられなかった.

　彼は患者に探索課題を与え，手指の運動を分析してその運動頻度を健常者と比較した．閉眼で行った触覚での探索遂行中の運動頻度のカーブをみると際立った特徴が認められた.

　健常者と比べると失行症患者の触覚探索のパターンには明らかな異常が見られた．しかし，閉眼で行った触覚探索とまったく同じ運動を，実験者の動きを模倣して遂行するよう要求した場合には異常は見られず，運動が正しく組織化されることが観察された（図1）.

　Freundの患者らは，運動と認知には依存関係があるという仮説を裏づけるように，ある特定の認知プロセスが活性化されれば正しく運動を遂行することができた.

　リハビリテーションの視点からすると，このような患者に伸張訓練や筋力増強訓練を実施して正しい運動の仕方を学習させるという考え方が適当でないのは明らかである．的確にプログラムされた認知課題を使っていくことが必要となる.

身体を情報の受容表面と捉える

　認知理論に基づく認知運動療法では，身体は受容表面であるという概念を重要視している．つまり，網膜や蝸牛の機能と類似した機能を身体にも認め，外部との対話 (Paillard 1992) に身体が使われると考える．よって，身体は中枢神経系のために情報を組織化する機構であると解釈される．失行症の研究においては，身体という受容表面のもつ特異性を視野に入れることが重要となる．網膜や蝸牛の場合はこれらの器官を構成する要素間の関係が固定されているのに対し，身体は自らを細分化することで認知的な課題をもっとも的確な方法で達成することができるのである.

　運動のどのような病理においても，ある関節を使う能力が損なわれると身体の細分化の可能性が減少し，身体が外界に対して認知的な課題を遂行する能力が直接影響を受ける.

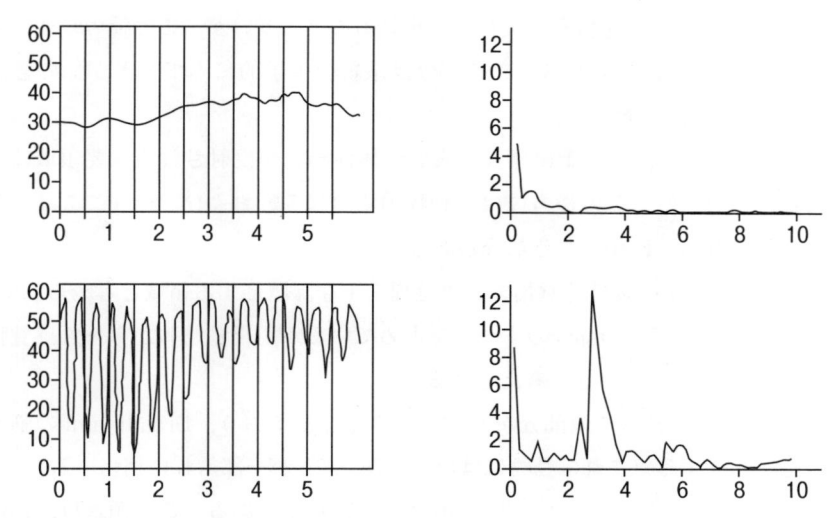

II-1　失行症のリハビリテーション的解釈のための提言

図1　Freund の研究（一部改変）
頭頂葉に損傷を負った患者の第2指の運動を記録したもの．上段：患者は閉眼で第1指と第2指で小さなボールの特性を認知するという課題が与えられている．下段：同じ課題を，実験者の運動を模倣して遂行した場合．右列：運動の大きさを記録したもの．横軸は時間（秒），縦軸は指の位置（ミリ）．左列：横軸は頻度，縦軸は運動の大きさ．
触覚だけでは運動を制御できない患者が，視覚を使うと要求された運動を遂行できることがわかる．

　試みに，失行症患者は，中枢神経系のある特定の要素が損傷を負った結果，身体を構成する各部位の関係を組織化するうえで特異的な問題を抱えているのだと仮定してみよう．
　触覚失行患者の場合，触覚を介して外部世界を認識するために身体を細分化しなければならない課題が特に難しい．多感覚に対して失行がある場合，上記の能力があらゆる場面で損なわれている．
　失行症をリハビリテーションの立場から解釈するとき問題になるのは，片麻痺患者や膝に損傷を負った患者が身体の細分化に当ってきたす障害と，失行症の患者が身体の細分化に当たってきたす障害とでは，どこに違いがあるのかを理解することである．
　身体を受容表面だと解釈することは，複数の受容表面間の関係，およびそれぞれが中枢神経系のレベルのどこに投射しているのかを研究するということでもある．
　大まかにいうと，網膜という受容表面からの情報を「受け取る」のは後頭葉であり，蝸牛は側頭葉に投射している．体性感覚情報の組織化にもっともかかわっている大脳皮質は頭頂葉にあり，失行患者はこの部分に損傷を負っていることが多い．脳の左半球（そして

恐らく右半球でも）に損傷を負うと失行症が現れることが多いが，この種の病変にもっとも関わっているのが頭頂葉である．この部分は系統発生学的にみてヒトが他の霊長類ともっとも異なっている部分である．

Luriaの分類によると，頭頂葉には身体表面の体性感覚が投射される主要領域に相当する部分がある（3,1,2野）．その後方には，動物の場合は5野および7野（ここは，さらに7aと7bに区分される）に相当する部分がある．

5野はヒトにもあるが，体性感覚情報の再処理を主な課題とする領域と考えられている．動物の7野は頭頂葉の残りの部分のすべてを占めているが，視覚情報から体性感覚情報への「受け渡し」を担当していると考えられる．

ヒトでは，頭頂葉皮質のこの部分が非常に大きくなっており，Broadmannの脳地図の39野と40野に相当する（これは動物にはなく，7aと7bが一部これに相当する）．

失行症の研究においては，この39野と40野が特に重要である．この領域は，口頭言語に密接に関連しており，一般に観念運動失行症と呼ばれる病態，今ここで我々の最大の関心である病態に関わっているからである．

39野と40野に損傷を受けると，複数の言語概念の関係（上下といった空間関係，妻の弟といった縁戚関係，「マリオはジュゼッペの後から来た」というような文章構成）の解読に大きな支障をきたす．

これまでのところをまとめてみよう．認知リハビリテーションの理論を，失行症という病変をとりあげて分析してみると，理論の中核をなす概念と密接な次の3点に焦点を当てることができる．

1) リハビリテーションを学習と捉える．
   失行症は運動の組織化の病変，したがって学習における病変と考えることができる．すでに学習された運動に対応するエングラムに異常をきたしただけという考え方では狭すぎる．
2) 運動を認知と捉える．
   失行症患者は特定の筋を正しく収縮できるにもかかわらず，特定の認知（たとえば触覚）が必要とされる課題では的確に筋を動員することができない．
3) 身体を情報の受容表面と捉える．
   身体（体性感覚）は，網膜（視覚）や蝸牛（聴覚）といった他の受容表面と異なり，細分化という特殊な能力をもっていると考えることができる．頭頂葉は体性感覚情報

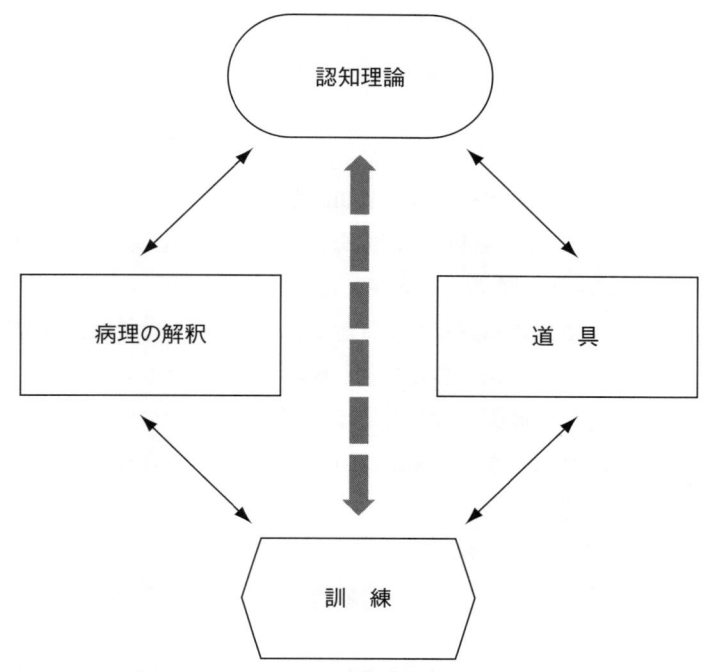

II-1 失行症のリハビリテーション的解釈のための提言

図2 リハビリテーションにおける認知理論

の分析過程に関わっていると考えられるが，このレベルに損傷を受けると，運動の組織化の特殊な障害（失行症）が現れ，身体の細分化に特徴的な異常がみられるようになる．

このような理論をもとに，失行という障害をリハビリテーションの観点から解釈するための基本的な問題に対処し，失行症からの回復をめざした治療訓練を提言していくことが可能だと考えられる（図2）．

回復をめざすためのツール

理論が構築できれば，病理を分析し解釈する手段が得られることになり，回復をめざすためのツールを特定することができる．

失行症患者に対する有効な治療訓練を考案するためには，まず失行症のもつシステムの組織化の異常を特異的に改善するためにはどのようなツールが使えるのかを特定し，次い

でこの理論に基づいて運動行動の病理の分析をどのように行えるかを明らかにする必要がある．

認知問題

認知運動療法における最大のツールは「認知問題」である．ここでLuriaの主張をもう一度思い出してみたい．彼はSokolovの研究を引き継ぎ，知覚仮説という概念を，「すべての知覚は問題（problem）である」と表現した（Luria 1967）．

しかし，患者に提供する問題が認知的な問題であるというだけでは充分ではない．問題はその解決のために身体の細分化を必要とするものでなければならない．

運動の高度な組織化能力を回復するためには，たとえば数学の問題や記憶の問題はいかにそれが認知問題であってもあまり意味がない．それらには，身体に固有の機能やメカニズムが使われないからである．

科学者だけでなく患者にとっても，一番難しいのは問題の解決ではなく，問題をどのように処理し解答を得るかということである．問題が的確に分析されれば，解答が得られる確率は高まる．

「問題解決（problem solving）」と呼ばれるプロセスが働くのは，新しい運動行動パターンの獲得が必要になり，そのためにすでに確定された認知能力を再構成しなければならないとき，あるいは大幅に変更しなければならないときである．

リハビリテーションにおいても，認知問題を手段として使うことで患者の中枢神経系の再組織化を導くことができるはずである．

患者に閉眼してもらい，浮き彫りの図形を手で触って認識してもらう訓練（認識パネルを使った第1段階の訓練など）は，患者を認識型の問題に対峙させることになる．この点が認知運動療法の特徴であり，他のリハビリテーション方略との違いとなっている．これに対し，伝統的なリハビリテーションで使われるツールは，反射や放散反応の喚起や口頭指示による筋収縮の要請である．

知覚仮説

もうひとつのツールは「知覚仮説（sensory hypothesis）」である．知覚仮説は問題に関する情報処理を行うことで活性化される．

ある問題を解決しなければならないとき，患者は試行錯誤を繰り返して解決にたどり着くこともできる．しかし，このような戦略を使うと代償行為の固定化，病的要素の活性化

II-1 失行症のリハビリテーション的解釈のための提言

などの問題が生じてしまう．この戦略を使わないとすれば，解決策についてのひとつ以上の仮説を構築することが必要になる．

そこで認知問題に対して構築される仮説が知覚仮説である．これは複数の情報から構成されたものであるが，このような情報は受容表面を適切に細分化し変更することで収集される．収集の際にはセラピストの介助を受けてもよい．

HampsonとMorris（1996）によると，問題の解決に至るプロセスは次の4つの基本要素を基礎としている．「表象」，「ストラテジー」，「記憶」，「計画の的確性のチェック」の4要素である．

a) 問題の表象とは，問題を処理するための手がかりのことである．認識パネルを使った訓練の例で考えてみると，患者はまずどのような要素（辺の長さ，表面の特性，角度，訓練器具に対する自分の身体の位置など）が問題の解決にとって重要なのか，形状の認識にとって二次的な意味しかないのはどのような要素なのかを自問しなければならない．

上記のような訓練は片麻痺患者に対する認知問題として使われることが多いが，失行症患者の回復に有効な知覚仮説の構築にはあまり大きな意味をもたないと考えられる．

失行という特殊な運動行動の異常に対しどのような認知問題を提言しなければならないかを想定するためには，この病理の分析をさらに深めていくことが重要となる．

b) ストラテジーとは，システムがどのようにしてその構成要素を関係づけていくかということである．ある形状の辺の長さを認識する課題を例にとると，中枢神経系は一連の筋群の異常な伸張反応を制御しなければならないが，これが認知問題を解決するために必要なストラテジーである．リハビリテーション専門家の務めは，失行症にとって有効なストラテジーの構築を必要とする認知問題はどのようなものであるかを理解することである．

c) 記憶は，ある一定のストラテジーを学習し問題の解決のために喚起するためのツールとなる．

d) さらに，患者は最終的に有効な結果を得るために，作業が的確かどうかを常にチェッ

第Ⅱ部　失行症の諸問題に対するリハビリテーションアプローチのために

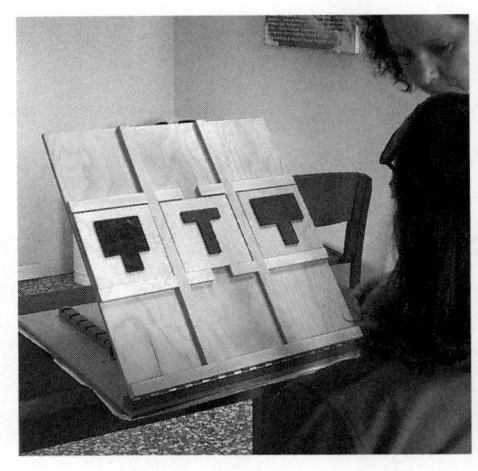

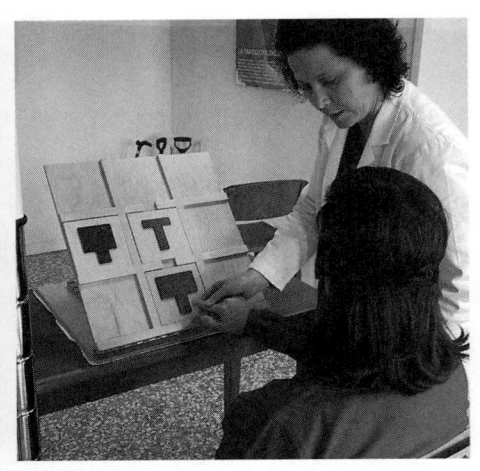

a　　　　　　　　　　　　　b

視覚による分析
⬇
視覚情報を体性感覚のイメージに変換
⬇
体性感覚による分析
⬇
実際に知覚した体性感覚情報と体性感覚イメージとの比較

図3　視覚と体性感覚間の情報交換

クしなければならない．おのおのの時点で得られた結果と予想とを比較することが必要になる．

　問題を構成する上記の要素は，HampsonとMorris（1996）が提言しているものである．このような要素を使って，患者を分析してみるのも面白いかもしれない．パネル上で一部形状の異なるアルファベットの1文字（たとえば横棒の長さの異なる2つの大文字"T"）を識別してもらうという単純な訓練を考えてみよう．
　最初は患者に視覚による分析を行ってもらう．次にこの2つの図形のひとつを閉眼した状態にて手指の指腹での探索により認識することを伝えたうえで，2つの図形を患者によく観察してもらう（図3a）．
　この時点で患者は自分の「内言語」による指示に従い，ある特定の辺の長さに注意を向

け，異常な伸張反応を制御するにはどうすればよいのか自問するであろう．また，過去の認知経験の記憶からその問題にもっとも適すると思われるストラテジーを引き出し，代償として覚えたストラテジーを"抑制"していく．代償ストラテジーはこのような認知的な課題をもつ高度な運動には有益ではないからである．

視覚分析を終えたら，患者は「視覚により記録した情報」を「体性感覚によって得られるであろう情報」に変換しなければならない．中枢神経系は，「網膜を介して得た知覚情報」を「身体を細分化することで得られるであろう情報」に翻訳しなければならない．このプロセスは，まだ「想像」されているに過ぎない体性感覚の要素を中枢神経系が予測する活動といえる．

次に，セラピストが介助して患者の手指の指腹で図形をなぞらせるが，このとき患者は，「実際に体性感覚で知覚しているもの」と「視覚情報をもとにつくりあげた体性知覚のイメージ」とを比較しなければならない．このような変換プロセスを繰り返すことで，異なる「知覚言語」間の相互の翻訳可能性が保証されることになる．特に，視覚と体性感覚間の変換は失行症の解釈にあたり重要だと考えられる（図3b）．

失行症の病理：第1の特色は"解離"である

ここまで理論を分析しその理論によって提供されるツールをみてきた．次に，この理論に従えばどのように病理が解釈できるかをみてみよう．

これは他のリハビリテーション理論との比較からも，またこの理論を複数の病理環境で検証していくためにも重要なポイントである．

「リハビリテーションは学習過程である」，「身体は情報の受容表面である」，そして「筋収縮は認知のための基本的な要素である」と考えるこの認知理論で，失行症をどのように解釈していくのかという点が重要となる．

この3つのテーマ（理論，ツール，病理の解釈の仕方）のうち，最後の病理の解釈がもっとも難しい．これまで提言されてきた失行症の解釈に頼ることがまったくできないからである．

失行症について展開されてきた従来の理論は，リハビリテーションの観点から病理の分析を行うための要素を提供してくれない．理論と一貫性をもった訓練の構築を助けてくれるような視点を提供してくれないのである．

ある運動行動の異常をリハビリテーションの立場から解釈する場合，その解釈は，病理

により生じた限界を乗り越えるためにどのような治療戦略を採用すればいいかを決定しうるような読解の鍵を含むものでなければならない．

　失行症をリハビリテーションの立場から解釈するための第一歩として必要になるのは，失行症患者の行動のさまざまな側面のうちのどれを分析対象とするのかを見極めることである．

　エラーの分析は，リハビリテーション専門家がこの課題に取り組むうえでの大きな助けとなる．どこに観察を向ければよいかのヒントを与えてくれるからである．

　失行症患者には，「一定の状況によってはほぼ正しく運動することができる」という能力があるが，これを解釈の第一の手がかりとすることができる．

　リハビリテーション専門家は，それぞれの状況の特性，また患者の遂行する運動の正確さの程度を理解するように努めなければならない．

　状況が変わることで，運動が正確に行われたり行われなかったりするという特徴を「解離（dissociation）」と呼ぶ．

　次に，運動を組織化するに当たっての障害を「錯行為（parapraxia）」と呼ぶ．

　この2つの手がかりを使って失行症を読み解いていくためには，神経生理学的な視点と同時に神経心理学的な視点で分析していくことが必要であり，失行症患者にはどのような作業が困難なのかを常に考えていくことが必要となる．

自動性と随意性の解離

　文献上もっともよく指摘されている解離の形態はいわゆる「自動―随意運動解離」（automatic-voluntary dissociation）であるが，これは神経心理学や神経生理学，特にリハビリテーションの観点からは，どちらかというと重要性は低い．

　この視点は，失語症の患者がある「言葉」を随意的には発せないが，文章・言語形態を使って介助すると「自動的」に発語できるという行動を説明するために，一部の研究者たちが提言している視点とまったく同じである．

　運動においても，随意的な制御を必要とする行動形態に対するものとして，まったく自動的な行動形態が存在するという考え方は，神経学者Jacksonに帰されるのが通説である（Jacksonは神経学の歴史に寄与する数多くの重要な研究を行っているが，これはその中でもあまり重要ではないのにもかかわらず，もっともよく知られているものである）．

　数多くのリハビリテーションアプローチが，さまざまな仮説をリハビリテーションの提言に焼き直そうという試みをしてきた．「buono（よい）」あるいは「giorno（日）」と言

II-1 失行症のリハビリテーション的解釈のための提言

えない患者でも，自然に挨拶の言葉が出てくるような状況下では「buon giorno（こんにちは）」と言える．このような状況をセラピストが訓練として設定できれば，通常の高度な会話の中でもこれらの言葉を使えるようになるだろうという考え方などがその例である．

このような確信は，Bassoや他の多くのイタリアの神経心理学者たちが推進してきた考え方であるが，まさに状況が異なるということにこの考え方の矛盾があることに気づいていない．言語の使い方として上記の2つの例はまったく異なるものであり，だからこそひとつの用例からもうひとつの用例に転移が起こることは事実上不可能なのである．

しかし，この解離の形態にも考えてみるべき点がある．運動においては何が随意的で何が自動的かという問題である．

たとえば，階段を昇るという行為は随意的である．しかしこの運動の中でどこが随意的な部分なのだろうか．大腿四頭筋の収縮だろうか？　それとも前脛骨筋の収縮だろうか？

おそらく随意的なのはその目的だけであろう．しかし目的は行為自体とは対応しないことが多い．それはある一定の場所に到達すること，ある一定の結果に到達することである．

このような解離の形態は，失行をリハビリテーションの立場から解釈していくためにはあまり有用ではない．神経心理学および神経生理学的な観点からみて表層的であるというだけでなく，失行症患者についてはこの事実自体にあまり信憑性がないからである．

De Renziら（1990）に代表される研究者は，このような分類自体を矛盾があるとして批判するようになっている．

このような事実からみても，いわゆる自動的な運動と随意的な運動との解離という考え方は，リハビリテーションにおける知見の進歩という点からはあまり意味のない区別であることがわかる．

自動的な運動がすでに学習済みの運動を指すのであれば，それを遂行する能力がないというのが失行症の定義そのものになるではないか．

また，現実的には，失行症状のある患者は，"自動的な運動"にも"随意的な運動"にも障害がある．すでに学習済みの課題の遂行にエラーがみられると同時に，新しい運動行動の習得にもエラーがみられるし，意味のある／意味のない動作のどちらにおいても状況は変わらない．

したがって，このような解離はリハビリテーション的な解釈にとって意味のない区別ということになる．リハビリテーション的な解釈が理論的仮説と整合性のある治療方略にのっとった運動療法を特定するのに有効でなくてはならないのであれば，これは有意味な

考え方とはいえない.

解読―産生の解離

言語の問題についての研究では,解読(decoding)の失語と産生(production)の失語という2つの失語症の存在が唱えられてきた.前者は口頭言語の理解の基礎となるルールに異常をきたしたものであり,後者は患者が文章を産生できないという問題に起因しているとされてきた.

解読ルールと産生ルールという2つの異なった機能異常が存在するという考え方によると,たとえば言語を発することはできないが理解することは完全にできるということになる.この考え方は,その後の研究や仮説,そして臨床経験によりすでに克服された考え方だといえるだろう.現在では言語の解読と産生に使われる皮質領域は同じだと想定されている.

産生失語とそれに対峙するものとしての解読失語があるのではない.失語症の分類は,言語課題の特性に応じ,またその結果として産生プロセスと解読プロセスにおいて観察される困難の度合いを考慮して,患者ごとの問題を明らかにしていくものでなければならない.

患者は,ある特定のルールを活性化する能力に異常をきたしているのであり,このルールは解読のためにも産生のためにも使用される(たとえば,情報伝達機能における各要素の順序の使い方など).患者のおかれた状況に従って,それが解読の問題あるいは産生の問題として現れるのである.このようなルールを含む文章を「理解しなければいけない」状況にあるのか,「生み出さなければいけない」状況にあるのかで変わってくるのである.

失行症の患者の場合もこれと同じで,運動の解読と産生の両方の基礎となる「あるルール」に異常が生じているのではないかという考え方がはじめて提出されたのは1982年のことであった.Heilman, RothiおよびValenstein(1982)は,失行症の患者の中に提示された行為をなかなか認識できない患者がいることを明らかにした.

彼らは,口頭指示と模倣の両方で行為の遂行に問題がある失行症患者に対しある課題を与えた.他人の一連の行為を観察してもらい,どれが正しくどれが間違っていると思うかを指摘してもらったのである.その結果,行為の解読に著しく支障をきたす患者がいることがわかった.

彼らは,このような差が生じるのは損傷を負った大脳皮質領域が異なるからではないかと考えた.頭頂葉に損傷を負った患者は行為の産生にも解読にも支障をきたしたが,もう

II-1 失行症のリハビリテーション的解釈のための提言

少し前方（運動前野）に損傷を負った患者では障害は産生すべき行為の組織化に限られていた．

少なくとも頭頂葉に損傷を負った患者においては，運動のいくつかの要素の産生および解読プロセスの機構が同じように障害されているように思われる．

Heilmanら（1982）の行った解読課題の観察は，視覚という感覚チャンネルに限られたものであった．そこで，これが体性感覚，中でも運動感覚といった情報源を使ったときでも同じように行為を認識できないという問題が出てくるのかという疑問が浮かぶ．

そこで，失行症患者に，自分の身体の位置を認識する課題を与えてみたらどうなるかと考えてみた．

不思議なことに，このような仮説はこれまで誰も提言していない．神経学者には，失行症患者は知覚的な問題は抱えておらず，少なくとも運動感覚における基本的な病変はないという確信があるからであろう．

しかし，失行症の基礎にどのような知覚の問題があるのかを理解するためには，訓練室での経験に照らし合わせてみることが有効と思われる．

第1段階の訓練を行っているときに，手指でなぞっている図形ではなく運動を遂行している関節の方に注意を向けるようにと指示すると（「いま私が動かしているのはあなたのどの関節ですか？」），患者は運動感覚に異常がなくてもこの質問になかなか答えられない．患者は運動が肩を使って遂行されているのか，それとも肘なのか指なのかがわからないのである（Pantè, Rizzello, Perfetti 1997）．

これと同様の問題が，同じく閉眼で健側の手を使った運動でもみられる．患者はどうしていいのかわからないようにみえるし，開眼しても自分の述べた間違いに気づいていないように思われる．

セラピストが運動を遂行しそれを観察するように患者に指示しても（「私が身体のどの部分を使って運動をしたか言ってみてください」），患者は正しく答えられないことが多い（Pantèら 1997）．Heilmanら（1982）が観察した行為の解読障害によく似てはいないだろうか．

失行症患者の解読障害が特に興味深いのは，それが触覚・運動覚ともにほぼ完全な患者に現れるからである．そのため，現時点の神経学の知見に照らして解釈することは非常に難しい．

そこでリハビリテーション専門家は，観察された事象そのものに信憑性がないのか，それとも特異な患者が選ばれたからなのか，あるいは今までにない研究の方向・新しい発見

なのかを考えてみなければならない．

　このような観察から浮上してくるのは，失行症の患者の中には課題が抽象的な場合はその運動がある関節レベルで起きていることを理解できるのに，運動が意味や目的をもつものになると理解できなくなるという事実である．これをひとつの問題として解明していく必要がある．

視覚の解離，触覚の解離，聴覚の解離

　求心情報の種類から分類すると，他に行為の視覚解離，触覚解離，聴覚解離が知られている．

　第1のケースの場合，患者はある物を道具として使用する行為（たとえば金槌で釘を打つ）や言語の指示（たとえば「腕を上げてください」）があるときは正しく遂行できるが，模倣して運動を遂行しなければならない場合，つまり視覚を介して行為の解読を行わなければならない場合にはその遂行に大きな支障をきたす．

　触覚の解離がある場合は，患者は触覚だけを頼りに運動を遂行しなければならないような状況を除き運動を正しく遂行することができる．

　また，指示が口頭だけで行われ，遂行すべき運動の解釈が聴覚だけに頼らねばならない場合にのみ支障をきたす患者もいる．

　図式的にみると，上記3ケースのどの場合においても，患者はあるタイプの情報（視覚情報，触覚情報，聴覚情報）を活用して運動を遂行することができない．しかし，他の情報を介してなら正しく運動を遂行することができる．

　現在，「変換（transformation）」という概念が注目を集めているが，この概念がここで重要になってくる．これらの患者は，あるタイプの情報を運動にとって意味のある身体座標軸に変換することができないという仮説がたてられるからである．

　そこで，Churchlandは"Roger"というキャラクターを発明した．Rogerはハサミがひとつしかないカニである．二次元的にしか動くことができず，視覚的に知覚した物体のところまで行くためには視覚座標を足の運動に有効な関節座標に変換しなければならない．

　視覚座標とは，簡単にいえば"海戦ゲーム"の座標が網膜の上に描かれたものである．

　"Roger"の中枢神経系が，このような座標軸に基づいて空間におけるハサミの運動を指揮し関節の動きにとって有意味な座標軸に翻訳できなかったら，運動は間違ったものになる．

　喩（たとえ）はひとまず横におくとして，大脳皮質の後方にはこのような変換に特化し

II-1 失行症のリハビリテーション的解釈のための提言

た領域が存在すると考えられている.

これらの領域で展開されるプロセスは, 身体という特異な構造を対象とするため非常に複雑なものとなる. 網膜に比し, 空間座標軸を構成するために一定の基準点をみつけることが難しいからである.

たとえば, リーチング運動は, 肩関節や第3腰椎を中心として組織化されているのであろう.

これにはいわゆる「関節の役割」が関わってくるため問題は複雑となる.

さらに, 行為の認知特性に合わせて身体が細分化されるため, 運動組織における基準点もそのつど変化する可能性がある.

課題に応じてそれぞれの関節の担う役割は変化する. どこで身体の細分化が行われるかに応じて変化するのである. 失行症患者の抱える問題のひとつは, どこで身体の細分化を行わなければならないのかを正確かつダイナミックに把握することができないところにあるのではないだろうか.

変換という概念は非常に興味深い. 我々は, 意図的ではないにしても, 以前から訓練の中でこのプロセスを活用してきた. 片麻痺患者に閉眼の状態で, あらかじめ視覚で知覚した図形を, 触覚情報あるいは運動覚情報を使って認識するという訓練(視覚―体性感覚の情報変換)や, 再び開眼してセラピストにその形状を示すという訓練(体性感覚―視覚の情報変換)である.

聴覚の解離については, 失行症では, 問題は言語の解読にあるのではなく, 解読した情報を運動にとって意味のある体性感覚情報に変換できないことが重要となる.

言語を体性感覚の座標に変換するのには, おそらく39野が関わっている. この部分に損傷を負うと, Luria (1967) が意味失語 (semantic aphasia)[1] と定義した病変を引き起こす.

このような変換プロセスに異常があるとすれば, リハビリテーション専門家は解決が難しい問題に突き当たることになる. ある用語に運動としての一定の意味をもたせるために

訳注[1] 意味失語 (semantic aphasia) とは, 個々の語の意味は理解できても, それらを全体にまとめて理解することに障害をきたし, 思考全体に言語記号をあてはめられなくなった状態をいう. たとえば,「父」と「弟」というそれぞれの語の意味は理解できても,「父の弟」のとなるとその意味が理解できない.「文意失語」とも訳され, 左頭頂-後頭部の損傷により生じる (Luria AR (松野 豊・訳): 人間の脳と心的過程. 金子書房, 1976).

はどのような特性が必要になるかという問題である．また，運動の誘導・指示・制御としての内言語をどのように捉えるかという問題も突き詰めていく必要がある．

概念—構成の解離

Rothi, Heilman および Ochipa（1991）はもうひとつの解離形態を提言している．

彼らは，観念失行を説明し，観念運動失行との区別をつけるために，運動の概念的側面と構成的側面の解離を主張した．これは Roy と Square の運動の図式からヒントを得たものである．彼らは，ある行為システムを仮定しそれを2つに区分しているが，そのひとつは構成，もうひとつは概念に関わる知識であるとしている．

第1の区分，すなわち構成システムは，運動の作成・遂行に関わる知識を含むものである．つまり運動プログラムに含まれる情報やプログラムの行為への翻訳に関わっている．一方，概念システムの方は，物体に対する知識や行為に関する知識，使われている物や道具とは別なものとしての行為に関する知識や，運動遂行中に使われる物や道具に関連して行為を組織化する知識からなっている．

観念失行とは，意味的／概念的な行為システムに異常が生じたものであり，観念運動失行とは，産生の構造的な行為システムに異常が生じたものということになる．

このような視点にたち，かつ Brown（1972）の格言を借りれば，観念失行患者は「何をしたらいいかわからない」のであり，観念運動失行患者は何をするべきかはわかっているが「どうすればいいかわからない」ということになる．

力学的側面—運動学的側面の解離

もうひとつの解離として考えられるのは，行為の力学的側面と運動学的側面の解離であろう．

複数の研究者が，中枢神経系が運動を遂行するときには，まず運動学的な観点からプログラミングを行い，次に力学的な観点からプログラミングして，最後に筋収縮への転換が行われると考えている．

運動学（kinematics）とは力以外の運動の要素を研究する分野，つまり空間的な広がり，軌跡，速度，加速などを研究する分野である．中枢神経系が運動をプログラムするときには，まず逆向きの運動変換が行われると考える研究者がでてきている．たとえば，上肢を体幹に沿って下垂した状態から指をある一点にリーチする運動を考えてみると，中枢神経系は到達点までの指の軌道に関する要因にまず答えなければならない．

II-1 失行症のリハビリテーション的解釈のための提言

続いて，中枢神経系の別のメカニズムが動的な逆変換を遂行する．つまり，予測された軌跡をたどるためにはどのような力を働かさなければならないかという問いに答える．

そのうえで，さらに別のメカニズムが予測された力を適当な筋収縮に変換することになる．

失行症患者はこの運動学的プロセスに異常をきたしているのであり，プログラムの発動自体には目立った異常をきたしていないと推測できる．

事実，失行症患者に認知運動療法を実施すると，特に空間における運動軌跡の識別課題には困難をきたすが，重量や抵抗の認識課題にはかなりうまく解答することができる．つまり，患者には，認識するための空間的特性の少ない運動プログラムが要求される場合の方が簡単であるように思われる．

この数年，複数の研究者が，大脳皮質では行為遂行に必要な空間作業の組織化を行う機能が重要なのではないかという仮説をたてている．

つまり，大脳皮質は抽象的な課題の遂行に働いており，力の分配や筋への指令は中枢神経系の他の領域の役割ではないかという考えである．事実，脊髄レベルでは，リーチングなども含めた行為の遂行を可能とするかなりの処理能力を備えた介在ニューロンの集積が確認されている．

もしこの仮説が事実であれば，片麻痺の病態解釈を見直す必要があるし，運動療法を根本的に見直す必要がでてくるかもしれない．

結論として，このような解離においては（中枢神経系の遂行するさまざまな作業のうち）どの作業に異常が生じているのであろうか．そこで左半球の頭頂葉下部（39-40野）に運動の組織化にとってもっとも重要な3つの受容器からの投射がきているのではないかという仮説をたててみたい．そこは視覚，聴覚，触覚というもっとも重要な3つの表面受容器の皮質投射に対応しているのではないだろうか．これらの領域からくる情報は，頭頂葉下部に達する前に変換が行われ，いわゆる「共通言語」に翻訳されると推定できないだろうか．頭頂葉下部の領域で運動の空間的構造に関わるさまざまな情報が"統合"され（Luria 1967），次に遂行される行為の組織化への準備がなされるということである（図4）．

ある行為が遂行されるときには，すべての分析器が情報の統合に寄与する．情報の統合は3つの分かれたチャンネルから集まってくる情報によって行われる．したがって，動作の空間性は中枢神経系全体がもつ特性であり，複数の情報チャンネルの関与によりそのつど創発されるものである．このような情報チャンネルの中でもっとも重要と思われるのが

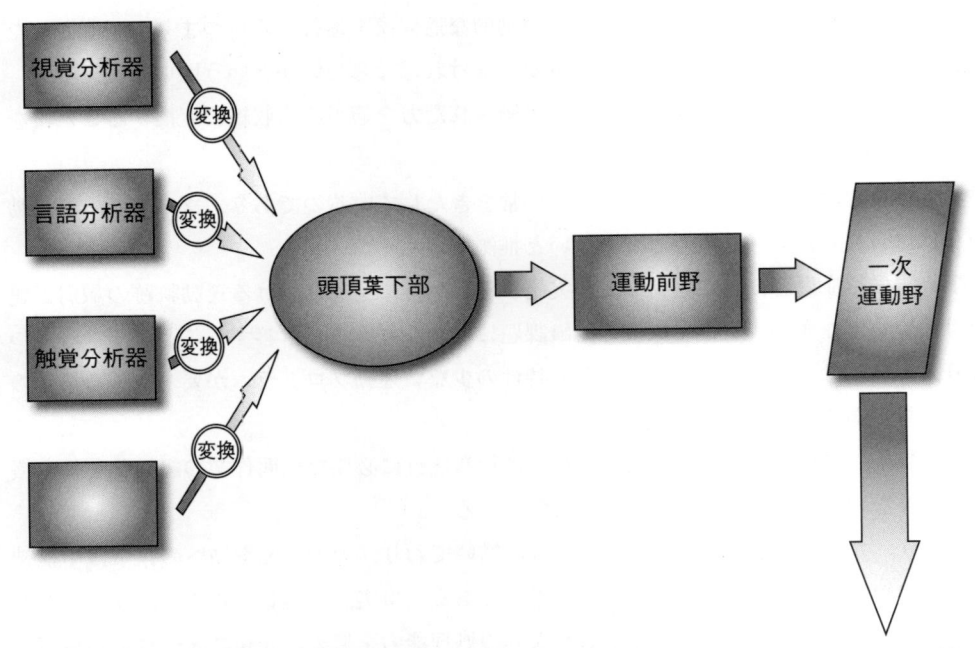

第Ⅱ部 失行症の諸問題に対するリハビリテーションアプローチのために

図4 頭頂連合野の機能としての情報分析．頭頂葉下部で視覚情報の分析，言語情報の分析，触覚情報の分析が行なわれ，それぞれの情報信号のマッチングが行われた結果，運動前野と一次運動野を経由して正しい運動指令が出される．信号のマッチングとは，互いの情報が矛盾なく変換されることである．

視覚・触覚・言語聴覚である．この視点にたつと，複数の動作に対し固定したひとつの「プログラム」が存在するという考え方は受け入れられないし，固定化しプロトタイプ化した「エングラム」の存在も受け入れがたい．なぜなら，情報統合の基礎となる3つの分析器により処理された情報は常に変化するからである．

これら3つの情報のどれかひとつにでも変換レベルでの処理に異常が生じると，遂行する行為の種類によって影響が出現する．

失行症患者の運動行動の様式を「解離」という点からみていくと，中枢神経系が特定の情報を体性感覚の座標にうまく変換することができないことによると捉えることができよう．

このような視点にたてば，失行症の病理の第1要素である「解離」に対する訓練を仮想することができるはずである．

たとえば，解読―産生の解離がみられる場合は，まず解読の訓練から治療を始めるのが

有益と思われる．つまり，空間の組織化の訓練やリーチングで用いられる関節を予測結果と対応させるような訓練である．通常の片麻痺患者と同様に失行症患者でも，失行症を克服するためには「動く」のではなく，「運動を使って思考する」ことが必要になるといえる．正確にいえば，空間的な統合の中での関節の意味と役割とを考えることが要求されるのである．

変換についての訓練を企画する場合にもうひとつの提言をしたい．たとえば，失行症患者が視覚信号を運動に使用する言語に変換できないなら，失行的な障害を克服するのは非常に難しい．このような場合には，「産生」，「解読」のどちらに障害がある場合でも，最初から視覚—体性感覚変換の基礎作業を行っていくべきである．

失行症の病理：第2の特色は錯行為である

錯行為は筋収縮の組織化異常の現れである．しかし，具体的にある運動が正しく遂行されたかどうかを確定するのは非常に難しい．言語に比べ，運動が正しく産生されたか否かの判断が著しく困難なのは，運動の遂行に明確な文法あるいは構文上の決まりがないからである．

患者が「ねずみがチーズを食べる」という代わりに，「ねずみがチーズが食べる」と言ったとする．

聞いている人は，文意は理解できるが，すぐに文章が間違っていることに気がつくだろう．しかし運動については事情が違う．運動の目的が達成されていれば，2つの関節の時系列的な使い方に異常があっても，そう簡単には間違いに気づかない．

失行症のような障害を明らかにするために使われるテストが模倣をベースとしているのはこのためである．モデルと対比をすることで，間違いや不確かな部分を正確にみつけるためである．このような対比がなければ，単に自発的な変数（個人的な動作の癖など）としか捉えられない．

錯行為の関節移動の組み合わせは正常な運動に類似している．正常な運動とは異なるが，その特徴は現在のところ簡単には定義できていない．まさにこのため，すでに100年も前にLiepmanが提唱した用語が今も曖昧なまま使われているのである．理解が難しいため，この用語を使いたがらない研究者もいるくらいである．

片麻痺患者の運動異常について，また小脳や基底核に損傷のある患者の運動異常については，すでに詳細な記述がなされているのに対し，失行症患者の運動異常をその現象的な

第Ⅱ部　失行症の諸問題に対するリハビリテーションアプローチのために

側面について正確に記したものはない．片麻痺患者の異常な共同運動，小脳性失調患者の距離測定障害，パーキンソン病患者の振戦にあたるようなものを，失行症患者について見出した研究者はまだいない．このことから，運動の組織化の異常を引き起こす他の病理とは異なり，失行症の運動障害は厳格な構造をもっていないと考えられる．つまり，厳格に規定されたプログラムを"含んでおらず"，そのつど即興でプログラムを組織化する機構レベルでの損傷の結果ではないかと推測される．

とはいえ，認知運動療法を丁寧に実施すれば，神経心理学的検査や神経学的検査に比べて，失行症患者の行動をかなり正確に観察できる．むろん，運動異常に大きなバリエーションがあることには注意しなければならない．

リハビリテーション・カルテ（Pieroni 1996）に記載された観察を読み解くことで，失行症の病理的な特性を分析することができる．たとえば，失行症の患者A.G.は認知運動療法の第2段階の訓練を受けており，セラピストの介助で身体からさまざまな方向に設定された複数のポイントにリーチするという課題が与えられた．この課題の遂行にあたって，患者は肩と肘とをコントロールしなければならない．

セラピストによる記述（Pantèら1997）をみてみよう．「一定のポイントにセラピストと一緒に手をもっていくという課題が彼には大変難しい．間歇的な運動が見られ，方向もしばしば間違える．患者は正しい方向をみつけようとして手を動かし，間違えると逆戻りして，また手を少しずつ出していくという感じである．患者は運動の方向がよくわからないようであり，方向の間違いを修正し続けているように思われる．事実，反対の方向を選んでしまうこともある．セラピストに協力するどころか，運動の方向を変えようとしているようにも思われる．この患者には異常な伸張反応はみられない．放散反応もない．ただ非常に硬直しており，錐体外路の損傷を思い起こさせる．このような特徴はすべての方向に感じられる．歩行については，踵に必要以上の体重負荷が認められる．下肢は外転し，足前部への体重移動は行われていない．もっとも気になるのは，足が硬直したまま急激に床面からもち上げられる点であり，これは接地に先立つ床面への接近期においても同様である．床面に対する距離や方向の関連づけがむずかしいように思われる．身体から離れた地点へのリーチを行うためにテーブルから手を持ち上げるという動作においても，上肢に類似した異常がみられる．手の持ち上げ方が過剰であり，肘を屈曲して肩を必要以上に挙上する．健側の上下肢にも患側の上下肢にも，運動に使われる関節の数が通常より少ない傾向がみられる」．

II-1　失行症のリハビリテーション的解釈のための提言

　失行症の機能障害を厳密な形で定義しようと試みたのはPoeck（1986）であり，錯行為には以下の要素が伴うとしている．
* 省略：たとえば，鼻を掻くという行為で肩の外転が欠如している．
* 代償：たとえば，肩の屈曲ではなく伸展を使う．
* 反復：たとえば，指の屈曲を何度も繰り返し肘の屈曲に移らない．
* 運動の緩慢化（amorphy of movements）が稀に見られる．
* 近接行動：正しい運動遂行に近づけようとする試みを繰り返す（Magnusson 1997）．

　しかし，Poeckにも彼の後継者にも，失行症ではどのような要素が省略されたり，代償されたり，反復されたりするかという指摘はない．また，失行症患者では運動の諸要素がどのように組み合わされているのかについての情報も欠けている．目的に合わせた多様で可変的な関係をつくりだす能力は，これらの要素がどのように組み立てられているかにかかっているため，これは重要な問題である．

　最近では運動学的な特性を詳しく調査できる機器を用いた一連の研究がなされたことで，失行症の機能障害を理解する手がかりがでてきている．

　その中でも重要なのがPoiznerら（1990）の研究である．彼らは失行症患者の犯す複数のエラーを明確にした．
1. 空間における方向づけのエラー
2. 手指関節の制御エラー
3. 時系列的なエラー
4. 時間的・空間的なエラー

　彼らの研究の目的は，すべての失行症患者に，操作する対象となる物体の有無にかかわらず，運動の組織化の異常がみられることを示そうとするものであった．

　観念失行と観念運動失行の基本的な差異として，観念失行の場合は物を使わなければならない課題についても患者がエラーを犯すのに対し，観念運動失行の場合は物があるとそれを正しく使って課題を遂行できるが，物がない状態で行動を模倣するように求められるとエラーを犯すと指摘されてきた．Poiznerらは，観念運動失行の患者では物があるときも錯行為が出現することを明らかにしたのである．

　彼らは，空間に関するエラーの中でも移動軸方向に関する運動の方向づけに異常があることを強調している．動作の空間的構造は，空間の三次元について正確にプログラムされ

ていなければならない．Poiznerのケースでは，患者は七面鳥の肉片を切るという動作で，矢状面において移動の方向を決定しそれを遂行しなければならないのに，他の面に軌跡を描くという間違いばかり犯している．

このような観察結果は，我々の研究室における検査でも確認されている．患者に空間上の複数の平面に正方形を描いてもらうというテストを行った．自分の正面の平面に正方形を描くためには，その平面状に同じ長さの縦線を2本と横線を2本描かなければならない．ところが，失行症患者は3番目に矢状方向の軸を入れる傾向がある．これは，通常は使われないはずの関節を，少なくとも部分的に行動に参加させてしまうからではないかと推測される（Bortolanら 1997）．

Poiznerらは，同じく空間に関わるエラーとして，運動の空間特性が非常に不安定であることも指摘している．異常はいつも同じように現れるのではない．失行症患者のエラーは，いつも異なる筋群をさまざまに組み合わせて（どれも間違っているが）動員するところにあるように思われる．

失行症の運動の特色を理解するうえでもう一点興味深いのは，関節の制御にみられる異常である．Poiznerらは，これは課題を複数の関節にうまく分担できないからだと考えている．たとえば，カギを鍵穴の中で回転させる場合，運動が現れるのは前腕部であり，肩は肘を固定するために使われる．ところが，失行症患者では，このような動作内における関節の役割分担が常に的確になされるわけではない．

Poiznerらは，時間に関わる障害も明らかにしている．行為の初期に頻繁に躊躇がみられる．また，運動の空間性を構成する複数のコンポーネント間に移動があるとき，特に方向を転換しなければならないときに，とまどいや減速がみられ運動のなめらかさが失われる．

彼らが特に注目したのは時間―空間の異常であるが，その中でも重要と考えたのは，運動速度と運動軌道のカーブに相関性がみられないという点である．健常者では運動軌道のカーブが緩やかになると速度が増すが，失行症患者ではこのような行動が常に観察されるわけではない．

Poiznerらは，その後も失行症患者の障害を運動学的な側面から特定化するための研究を続けている．1995年には関節の動きと加速を調べることに成功し，複数の課題遂行時に関節の同期性が失われていること，複数の関節間における空間的・時間的な関係づけに異常があることを発見した．

しかし，Poiznerのグループがここから導き出した結論はあまり独創的なものとはいえ

ない．彼らは，このような症状の原因となっているのは視覚―運動学的な運動表象に異常があるか，このような運動表象が運動野あるいは運動前野とうまく結合していないからではないかと考えた．

　彼らはまた，このような運動表象は頭頂葉下部に収められていると想定した．

　自分たちの実験結果（空間において身体各部を的確に方向づけるための関節移動をうまく組み合わせることができない）を説明するため，学習された運動の表象は，運動の「空間プラン」も含んでおり，失行症患者の場合はこれが「不完全であるか，的確に特定化されていない」としている．この「空間プラン」は，運動の幅，行われる面，運動連鎖の最終部分の移動軌跡などを含むものとされている．Poiznerらは，このような「空間プラン」は上肢の各関節の移動角度や筋の活性化のパターンなども含んでいると考えた．彼らの考えによれば，彼らが分析した患者たちは，このようなプランに障害があるだけでなく，プランを関節にとってもっとも適切な運動学的パターンに翻訳する能力に支障をきたしているということになる．

新しい解釈の可能性と治療仮説

　失行症の動きに特有の2つの要素である解離と錯行為という点から障害を分析することで，さらなる研究は不可欠であるにせよ，Liepman以来の考え方に代わる失行症の新しい解釈が可能となるのではないだろうか．

　複数の受容表面を介して外界から送られてくる情報および自らの身体から送られてくる情報は，大脳皮質の複数の分析器により組織化され，適切な変換が行われた後，頭頂葉下部で「統合」されると仮定できないだろうか．そして，動作の空間的な組織化が行われるのもこの頭頂葉下部である．

　中枢神経系のこの機構には，末梢からの刺激を受けて運動のエングラムや過去の経験で処理された視覚―運動覚的な表象を収集したり活性化させたりする役割ではなく，そのつど各分析器から送られてきた情報をもとに，これから行われる運動の空間パラメータを組織化するという役割があるのではないだろうか．

　つまり，この役割は，身体各部を複数の方向に細分化し身体全体の内部空間をプログラムすることに関係していると考えられる．

　研究者の課題は，運動の空間的な組織化はどのような関係の上に成立しているのかを特定すること，特に，どのような要素間でこのような関係が処理されているのか，その要素

の特徴を明らかにすることである．Poiznerらは，それは空間プランを各関節の角運動（angular motion）の詳細に翻訳することだと考えている．

しかし，運動皮質の働きについての最新の研究では，これよりも抽象的な要素，空間の組織化ユニットこそがそれに相当するのではないかと考える傾向になっている．

運動皮質は多くの領域から成り立っており，その各領域が特定数の関節の制御に関わっていると考えられる．このような領域は直接筋収縮に働きかけることはできず，空間の組織化を行う原始的なメカニズムが間に介在する．これは脊髄の介在ニューロンのレベルにある動的・筋的なメカニズムである（Bizziら 1996）．

まだ仮説に過ぎないが，失行症患者はこのようなメカニズムの選択や組み合わせに支障をきたしていると考えられる．一部の研究者は，言語の組織化に関し類似した仮説を想定している．言語においては，広範な要素が加わるにつれ選択あるいは組み合わせといったプロセスが活性化されるというものである．

しかし，このような視点を治療訓練の計画というリハビリテーション作業に取り込むためには，さらにいくつかの点を明確にしていかなければならない．そして，治療訓練は仮説の有効性を検証するための道具とならなければならない．

すべての行為の遂行において，それが言語であれ運動であれ（どちらも一連の目的をもつ文脈に応じた筋収縮シークエンスの結果であるという点では同じなので，このような区別が有効かどうかには疑問が残るが），「概念構造（conceptual structure）」の働きがあると仮定している研究者らがいる．これは，事前に処理された知識を組織化した総体的なメカニズムであり，ある特定の行為の特性に関わるものである．Jackendoff（1994）によると，これは純粋に言語学的なものではないし純粋に運動的なものでもない．感覚―運動情報と言語情報が互換性をもつレベルに設定されたものである．Jackendoffは，「もしこのようなレベルのメカニズムが存在しないなら，感覚データを記述するために言語を使うことは不可能であろう」と考察している．同様に，もしこのレベルのメカニズムが存在しないのであれば，命令や言語指示を遂行する能力も説明できないし，歩行時の視覚の使用など，言語によらないモダリティとの対応性をつくりだすこともできないだろうという．

空間に関する知識についてもこれと類似したメカニズムを仮定することができる．この責任部位としては（若干簡略化しすぎる感もあるが）頭頂葉下部があげられている．Luria（1967）も，まったく異なる分析から出発して，やはり頭頂葉下部に類似した役割を仮定している．

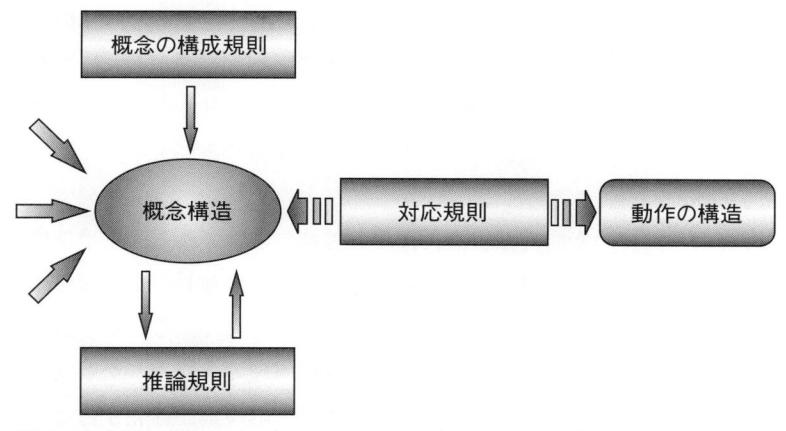

Ⅱ-1 失行症のリハビリテーション的解釈のための提言

図5 中央認知システム（Jackendoff 1994）

　このメカニズムでは，空間的な知識は視覚的な表象だけで表されているのではないと考えられる．また，それは運動的なものだけでも言語的なものだけでもないであろう．それは，Jackendoff が想定したような「中央認知システム（central cognitive system）」であり，物理的空間に関係するすべてのモダリティにアクセスできるものである．

　このような概念構造のメカニズムは空間に関する一連の知識の表象を含んでおり，これを言語メカニズム，つまりテキストに変換することもできるし，純粋な運動メカニズム，つまり動作に変換することもできるのである．このような変換を可能にするための対応規則が存在し，活性化された知識とテキストの構造，あるいは動作の構造との相関性を保障していると考えられる（図5）．

　第3指の先端で正方形を自分の前面に描くように要求すると，まず課題に不可欠な「正方形に関わる空間知識」を活性化させなければならない．次に概念構造からとりだした知識を予測される動作に翻訳できるような筋収縮を起こす必要がある．課題の遂行にあたっては，必要となる運動方向の転換，辺の長さや平行度，それが描かれる平面といった要素が重要となる．

　運動の組織化についてみてみると，概念構造の役割としては次のようなものが考えられる．

―外界あるいは身体からの情報（運動開始時の四肢・関節の位置など）の処理を導き，動作構造に必要となる情報が優先されるようにする．情報の選択は，注意を使った意識レベルでも無意識のレベルでも遂行できる．

第Ⅱ部　失行症の諸問題に対するリハビリテーションアプローチのために

　―課題にもっとも適切であると判断された対応規則を活性化させる．先の例でいうと，描写面における辺の平行度と運動方向転換の数に関わるものがそれにあたる．
　―動作構造のメカニズムの進行を制御すること．つまり，動作構造の要素間の関係と概念構造の要素間の関係が時間的に対応するように制御する．

　この最後の点は，動作の空間的な組織化において特に重要である．生理学的状況においても構成要素の活性化は非常に可変的だからである．事実，運動の学習が修了しても筋の活性化や関節の角運動がよりコンスタントになるわけではなく，むしろ学習が進むにつれ可変性が増すことが知られている．前回あまり的確に処理できなかった要素を改善することで継続的な代償がなされているからと考えられる．対応規則が存在することで，この修正段階で動作構造と概念構造がうまく対応させられる．事実，このような修正を課題終了後に遂行してもまったく役には立たない．
　高度に発達した運動の特色として，「可変性」だけではなく「適応性」もまた考慮に入れる必要がある．これは同じ動作を異なった状況で遂行する能力といえる．この能力にも一連の対応規則が存在すると推測できる．この規則のおかげで，たとえ対象を認識するための運動が異なる筋により活性化される運動シークエンスで構成され，獲得される情報が異なる場合でも，動作構造が概念構造と対応できるのである．
　前述の例にもどると，正方形はたとえ大きさが異なっても常に正方形と認識される．また，同じ大きさの正方形が異なる平面に描かれた場合，あるいは身体からの距離が異なる場合，つまり使われる筋が異なって関節の角運動が異なっても，それは同じ正方形として認識される．
　対応規則は動作構造における産生にも解読にも使われる．つまり概念構造から動作構造への移行を可能にするのと同じ規則が，それと逆の移行である動作構造から概念構造への移行をも可能にするのである．
　他動的に空間に描いた図形を認識する課題（第1段階の訓練によく使われる）を患者に提示すると，図形は同じでもそれが描かれた肩からの距離が異なる場合には，患者の中枢神経系に達する情報はそのたびごとに異なり，使われる関節やその可動域も異なるが，それでも同じ正方形と認識される．これが可能なのは，概念構造と運動構造の間に対応規則があるためだと推定される．このような規則（ルール）があるから有意味な空間要素を制御することができるのである．
　このような仮説は，解離と錯行為に関する神経生理学な分析を基にした仮説を補完する

II-1　失行症のリハビリテーション的解釈のための提言

ものである．この考え方によれば，失行症とは概念構造と動作構造の間の相関を規定している規則がうまく活性化できないところに問題があると解釈できる．規則が全体的に，あるいは一部に異常をきたしており，通常であれば動作構造の深層にあるメカニズムが行っている制御がうまく活性化できないと考えられる．

　失行症患者の中には，自分の正面の空間に正方形を描くように要求すると矢状方向の軸も使ってしまう者がいる．これはあくまでも仮説だが，それは図形の描かれる平面に関する対応規則に問題があるのではないだろうか．

　また，正方形の一辺を描くときに方向を変えてしまう失行症患者は，辺の平行度に関わる規則に異常をきたしているのであり，辺の方向の選択にエラーを生じてもそれを修正することができないのではないだろうか．

　同様に，移動する関節が異なると同じ図形を同じものと認識できない失行症患者は，解読のための対応規則の適用に問題があると考えられる．つまり，動作構造から概念構造への移行に問題があるのであろう．

　このような仮説はまだ緒についたばかりであり，これからさらに突き詰めて考えていく必要があることはいうまでもない．それでも，対応規則を患者に再構築させることができるような訓練を適用することで，その仮説の少なくとも一部は検証していくことができるはずである（Marchetti 1997）．

参考文献

Bizzi F, Mussa Ivaldi F：Toward a neurobiology of coordinate trasformations. In Gazzaniga M(ed)；The cognitive neurosciences. MIT Press, London, 1996.
Bortolan L, Rossetto F, Gon F, Perfetti C：Utilizzo dell'immagine nelle lesioni del Settimo nervo cranico. Riabilitazione e apprendimento 16：185-194, 1996.
Brown J：Apahsia, apraxia, agnosia. Oxford, 1972.
Churchland P, Sejnowski P：Il cervello computazionale. Il mulino, Bologna, 1995.
De Renzi F, Faglioni P：Aprassia. In Denes G, Pizzamiglio L(ed)；Manuale di neuropsicologia. Bologna, 1990.
De Renzi F, Faglioni P, Sorgato P：Modality specific and supramodal mechanism in apraxia. Brain 105：301-302, 1982.
De Renzi F, Lucchelli F：Ideational apraxia. Brain 111：1173-1185, 1988.
Freund HJ：Abnormalities of motor behavior after cortical lesion. Williams and Wilkins, Baltimore, 1987.
Hampson P, Morris P：Understanding cognition. Blackwell, Oxford Univ Press, 1996.

第Ⅱ部　失行症の諸問題に対するリハビリテーションアプローチのために

Heilman K：Apraxia. In Heilman K, Valenstein E：Clinical neuropsychology. Oxford Univ Press, New York, 1985.
Jackendoff R：Struttura e conoscenza. Il mulino, Bologna, 1994.
Luria AR：Le funzioni corticali superiori. Giunti, Firenze, 1967.
Keele SW：Movement control in skilled motor performance. Psychol Bull 70：387, 1968.
Liepman KH：La valutazione dell'apprassico. Riabilitazione e apprendimento 3, 1996.
Marchetti A：Ipotesi di esercizi. Riabilitazione e apprendimento 16：171-184, 1996.
Maturana H, Varela F：Autopoiesi e cognizione. Marsilio, Venezia, 1986.
Paillard J：Brain and space. Oxford Univ Press, New York, 1992.
Pantè F, Rizzello C, Perfetti C：Il trattamento riabilitativo dell'apprassia ideomotoria. i.c.s.
Pieroni A (ed)：Idelson. Gnocchi, Napoli, 1995.
Poeck K：The clinic examination for motor apraxia. Neuropsychologia 24：129-134, 1986.
Poizner H, Mack L, Verfaellie L, Rothi L, Heilman K：Three dimensional computergrafic analisis of apraxia. Brain 113：85-101, 1990.
Poizner H, Clark M, Merians A, Macauley B, Rothi L, Heilman K：Joint coordination deficit in limb apraxia. Brain 118：227-247, 1995.
Pramstaller P, Marsden D：The basal ganglia and apraxia. Brain 119：319-340, 1996.
Rothi L, Heilman K, Ochipa C：A cognitive neuropsychological model of limb praxis. Cog Neuropsychol 18：443-458, 1991.
Vygotsky LS：Pensiero e linguaggio. Giunti, Firenze, 1996.
Rizzello C：私信，1997.

II-2　リハビリテーションの問題としての失行症

L'aprassia come problema riabilitativo

　失行症に対しては神経学や神経心理学から各種の理論が提言されているが，そのどれも治療訓練の確立の助けとなる要素を提示してはくれない（De Renzi 1990）．そこで，失行症患者が呈する障害のための適切な訓練方法を確立するためには，リハビリテーションの側面からこの症状を解釈する必要がある．

　リハビリテーションからの解釈を試みるための第一歩は，「失行症とまとめて定義されている症状が実は一連の要素の総体であり，それらの要素がばらばらに強さを変えて存在することでさまざまな行動異常を引き起こしているのではないか」（Luria 1967）という点を検討することにある．そうすることで，少なくとももっとも重要と思われる要素を特定し，それに対して治療訓練を進めることができると考えられるからである．

　失行症を総体的な単一症状と捉える神経学的な視点を超え，失行症の症状を構成する複数の構成要素を明白にしていくのがこの提言の狙いである．

　分析を進めるにあたっては，失語症患者の治療で通常行われているような方法をとるのがよいと思われる．失語症の患者を対象としたリハビリテーションでは，失語症の全体的な症状に対して治療を施すのではない．個々の言語的障害，たとえば力動失語（dynamic aphasia）[1]の症状のひとつとしてみられる言語の構文文法の混乱に対して治療を実施していく．

訳注[1]　力動失語とは，復唱，呼称，言語理解に障害はみられないが，能動的に展開する場合の発話の構成に著しい困難を伴うタイプの失語．Broca野より前上方の運動前野内の損傷で起こるとされる（Luria AR（松野　豊・訳）：人間の脳と心的過程．金子書房，1976）．

第Ⅱ部　失行症の諸問題に対するリハビリテーションアプローチのために

失語症のケースと同様なアプローチ法をとれば，脳のどのような作業能力に異常がみられる結果，失行症の行為の特徴が生じるのかを明らかにできるはずである．

行為の観察：状況とエラー

リハビリテーション専門家がこのような解明のプロセスをたどり，異常をきたした作業能力にさかのぼるための出発点は，やはり患者の行為を観察することである．したがって，もし「ある状況においてしか正しい行為が遂行できない」というのが失行症の特徴であるなら（Perfetti 1996），次の点から観察を始めるのが適切であろう．

―正しく遂行できるときもある行為が，ある場合には間違って行なわれるようならば，そのときの「状況」の特徴を分析する．
―この行為の「エラー」の特徴を明白にする．

我々の研究仮説では，まず失行症患者の行為にみられる一連の「エラー」（Poizner 1990）を明らかにすることが重要だと考えている．ここから出発して，どのような作業能力に異常をきたしているのかを想定し，それに対して訓練を実施していけば，その結果からみて仮説自体の有効性を確認できるのではないだろうか．

もっとも適切な訓練方法を確立するためには，まず観察の段階で，失行症患者が「どのように動くか」の分析だけにとどまってはならない．運動学的な分析の重要性はもちろん無視できないが，単にそれだけにとどまるべきではない．

異常な行為の分析から，それを引き起こす作業能力の分析へとステップを進めるためには，その行動を発現させる他の要素についても観察することが適切である．したがって，知覚能力や注意過程を組織化する能力，言語を使う能力，運動イメージを想起する能力などに異常をきたしていないかを確認することが有益であると思われる．

以下にあげた所見は左大脳半球に損傷のある患者のグループ，いわゆる失行症患者から集められたものである．

ここで想定した「観察のプロフィール」（図1）は，他の病理に対しても応用できると考えられる．

この図は，目に見える運動の異常にはどのような脳の作業能力が関わっているかを簡単にまとめたものである．まず「どのように動くか」であるが，これは複数の障害の結果だ

II-2 リハビリテーションの問題としての失行症

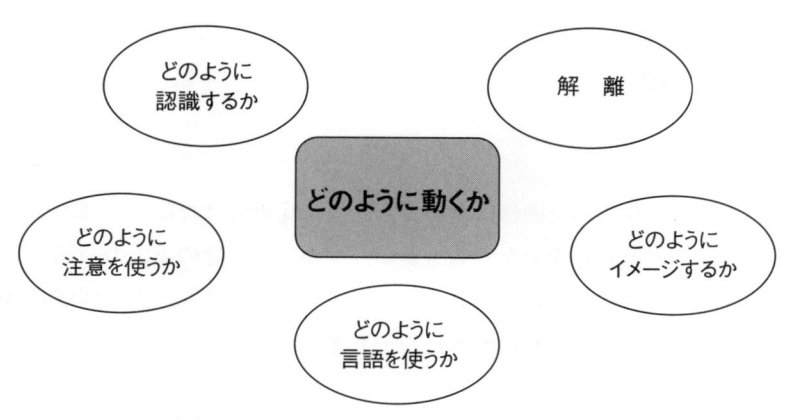

図1 観察のプロフィール

（中央）どのように動くか
・どのように認識するか
・解離
・どのように注意を使うか
・どのようにイメージするか
・どのように言語を使うか

と考えられる．筋収縮の組織化に異常が生じた錯行為（parapraxia）と呼ばれる症状があるが，これには運動のプログラミングにとって密接かつ不可分な複数の構成要素（Poeck 1986）が関わっていると考えられる．我々は，訓練室での患者の行動の観察と解釈という作業を通じて，これらの構成要素がどのように変質しているかを明らかにしようと試みた．「どのように動くか」を理解し解釈するためには，現象的な観点からのみの分析では不充分であり，「どのように認識するか」，「どのように注意を使うか」，「どのように言語を用いるか」，「どのようにイメージするか」，行動面での「解離（dissociation）」が存在するか，存在するとすればどこに存在するか（Heilman 1991）などを究明する必要がある．運動の異常に関わるあらゆる要素を検討しなければ，有意味なリハビリテーション治療に対する提言を行うことはできない．運動のみ，あるいは感覚のみを対象に考えるとか，大脳皮質の機能だけを運動行動から切り離された要素であるかのように研究するのではなく，創発された結果としての行為（Bunge 1977），すなわち，人間が自分自身の身体を用いて世界に意味を与えることを可能にしている「人間の行動におけるシステム性」を考慮することが適切だと思われる．

事実，動く身体の特性は，それを構成する個々の要素（筋肉，関節など）の特性とは異なっている．身体は，個々の要素を組織化して"創発"される特性を備えているのである．

どのように動くか

自発動作の観察

　日常生活におけるありふれた動作においても，失行症患者はたびたび「エラー」を犯すが，それがエラーと考えられないケースも多い．少なくともその原因の一部としては，日常の動作は可変的で種々の代償が使われることが少なくないこと，また観察者の側でも運動機能に異常がある患者という意識がどうしても希薄になってしまうということが考えられる．

　しかし，注意深く観察してみると，自発的な行動，すなわち誰かから言葉で要求されたのではなく自主的に行った行動においても，動作時に四肢の運動方向（direction）あるいは操作対象の方向づけ（orientation）に異常がみられることが多い．また，運動を遂行する平面の選択に異常がみられることもある．これは特に指や手根などの末梢部分においてめだつ問題である．

　たとえば食べるという行為の場合，フォークを食物に正しく刺すことはできるが，口に運ぶ段階になるとフォークを口に平行にもってきてしまい，頬の内側を突き刺してしまうことも多い．

　―ある患者は，エスプレッソ（イタリアのコーヒー）メーカーの上の部分をねじってはずそうとするときにも，下の部分に対して上の部分をどの方向に回したらいいのかあらかじめ考えなくてはならない．

　―自分の髭を剃るときも，剃刀の刃を顔と平行に持ってくることができず，うまくいかない場合がよくある．

　また，ある患者は，ハサミで切る行為においても，ハサミを対象物に対して垂直に持つことができないため，ハサミで対象物を"はさむ"ことはできても"切る"ことができないと述べている．

　同じような問題は，肉を切るときのナイフの使用についてもみられる．

　方向選択のエラーは，体幹とその他の身体部位の関係においても現れるように思われる．体幹の制御や下肢の動きに障害のない患者が椅子に座ったとき，何度も骨盤が前に滑ってしまうことがある．強く後方にひっぱられるように肩を後ろに引き，荷重を左にかける傾向があるためである．しかし，「姿勢をまっすぐに直して」と要求するだけで，すぐに体幹が左右対称で垂直の正しい姿勢をとることができる．

II-2 リハビリテーションの問題としての失行症

ある行為を完全に遂行するのに不可欠な動作を抜かしてしまうこともよくみられる．たとえば，患者 M.F. はトイレへひとりで行きすべての動作を正しく行うことができるが，立ち上がったあと下着だけはいてズボンを膝のところまでしか上げず，その誤りに気がつかないまま平気で出口に向かってしまう．

このように，必要な動作を抜かしてしまうこと（Poeck 1986）は物を操作する行為にもみられることがある．患者がまだ物をつかんでいないのに行為を完了してしまうのである．たとえば，患者 Z.M. はセラピストが眼鏡を手渡すと，手を正しくフレームのつるへ伸ばすが，距離を間違えて手前で止まってしまう．そのまま眼鏡を取って鼻の上にかける動作をし，そこではじめて手に眼鏡がないことに気づく．

ときには，代用品を使って課題を遂行してしまうこともある．患者はある物を使う代わりに別のものを使ってしまうのである．たとえば，Z.M. は庭の落ち葉を掃くのに棒を使ったり，髭を剃るのに剃刀の代わりに髭剃り用のブラシを取ってしまったり，お金（コイン）を口にくわえて—たぶんタバコと勘違いして—火のついたマッチを近づけたりする．

患者 M.G. は次のように述べている．「ある動作になると頭が"真っ白"になってしまうのです．何をどうすればいいのかわからなくなってしまいます」．

上肢の観察

観念運動失行症の患者の運動をリーチングで分析すると，随意性の有無によりその特徴が異なることがわかる．

a）他動運動

第1段階の訓練ではセラピストが患者の上肢を動かすが，このように患者に自動運動を要求しないとき，セラピストには患者の上肢が"重い"と感じられる．患者には筋トーヌスを運動に適応させる能力がまったくないように思われる．患者は，どのように動かしてもらったらいいのか，つまり身体の各部位において筋トーヌスを組織化するにはどうしたらいいのかわからないかのようである．

たとえば，患者 V.S. は他動運動では腕が重く感じられるが，「私に向かって腕を外側へ動かして」というような明確な動作を要求されるとトーヌスの適応が認められる．

一般的に異常な伸張反応も放散反応もみられないが，働筋か拮抗筋かにかかわらず複数の筋群で筋トーヌスの亢進がみられることが多い．適切な筋を選択して正しい時間的・空

間的シークエンスでそれを収縮させることができないように思われる．

　左側の上肢ではしばしば保続がみられる．つまり，ある運動を要請されると，患者は求められる課題が変わってもその運動を繰り返し続ける．

b）随意運動

　運動を要求すると，短く分割された非流動的な硬い上肢の移動が観察される．それは，断間なく修正を加えているような「間欠的な運動」にみえる．

　上肢と下肢の両方で遂行される運動軌跡に異常がみられる．到達すべき目的に対して軌跡が直線的でなく無駄な動きが多い．

　患者たちは，どの方向を選択したらよいのか，動作に関わる複数の関節を時系列的にどのように使っていくのかわからず"困っている"ようにみえる．

　その結果，複数の身体部分が"何の脈絡もなく"動いているようにみえる運動となる．

　このような特徴はすべての身体部位にみられるが，とりわけ手で顕著である（おそらく，組織化すべき関節がもっとも多いためであろう）．そのため筋力的にはほとんど正常な運動能力がありながら，手が使われないことがよくある．上肢が移動する間，手は硬直状態で手指は水平に広げられた状態であることが多い．当然これは探索活動を非常に困難にする．

　このような場合，運動面での誤りを正すのに視覚情報や言語情報が重要なヒントとなっていることが観察できる．

　たとえば，患者M.R.は別の方向を見ていると，食べ物を口へ運ぶことができない．

　フォークをうまく方向づけられるように，手─皿─口を結ぶ運動軌跡を目で追っていなければならない．

　視覚情報がないと，空間的にその物の位置を知っていても目標となるものに到達できないのである．

　M.R.はほとんど正常な運動能力を保っていて，触覚や運動覚の障害はないようにみえる．上肢を使ったリーチング動作をいろいろ行うが，運動軌跡は非直線的で正確ではない．M.R.は肩を極端に屈曲したり外転したりする傾向があり，肘を充分に伸展させないので体幹が前方に動く．手指は水平に伸ばし広げられている．

　目標物に向かって上肢を移動するとき，手首は常に肘と同じ高さの水平面上にあり，遂行速度は著しく遅く，毎回毎回"照準"を訂正しているかのように動作を何度も中断する．

　M.R.は，触覚・運動覚・圧覚情報の収集には問題がなく，良好な運動能力を保持して

いるにもかかわらず，対象物を探索する運動では視覚を用いなければその輪郭をたどることができない（あるいはその輪郭を描くことができない）．

　触覚を用いた探索運動は実行不可能である．患者はそのような運動をどう組織化したらいいのかわからないように思われる．閉眼では，輪郭や形を素早くなぞり，しばしば後戻りし，運動の角度も方向転換にまったく生かされていない．

　概念的な意味のある運動（前方の水平面上に正方形を描く：Rossettoら 1997）を上肢で行うよう求めると，M.R.は限局した関節だけを用いて（肩―手根あるいはMP関節），その課題を"脈絡なく"実行する．たとえば，はじめに肘，次に肩といったように動かすので，複数の平面上に幾何学な図形を描くことになってしまい，課題を正しく実行できない．

　その間には動作の度重なる中断と繰り返しが行われ，正しい図形を描くことができない．

　失行症患者は諸関節の方向エラーを絶えず訂正しなくてはならないという印象を受けることが多い．遂行した運動の方向がその動作の本来の方向とは反対のこともある．

　たとえば，患者S.M.は正面のテーブルの上に置かれた物に手を届かせる訓練で，極端に肘を屈曲しそこで静止してから肩を伸展するので，上肢は後方に向かってしまう．肩を屈曲し肘を伸展して上肢を前方に出すことができないのである．

　同じ動作を（第1段階，第2段階の訓練におけるように）セラピストの介助で行うと，その運動は介助されるというより"引きずられる"ようになってしまう．セラピストが上肢をある方向へ誘導しているのに対し，患者は抵抗している，あるいは反対の方向へ行きたがっているかのように感じる．

　患者は，セラピストから指摘されない限りこのようなエラーに気づかないのが普通である．ところが運動イメージを想起させると，エラーを意識させることが可能になることも多い．

　たとえば，患者T.D.に，色で目印をつけた複数の位置に手を伸ばすという訓練を行ったとき，まず閉眼で運動イメージを想起するよう指示した．その後，イメージしたものと実際に知覚したものを比較すると，上肢が目標とする位置と反対の方向に向かうのを感じることができたと述べた．患者は上肢が"引きずられる"ように感じたと述べている．

　運動速度が頻繁に変わることが原因で生じるエラーも多い．

はじめに躊躇した後，いったん運動が始まると最初は速度が速いのが一般的である．患者は複数の筋群の収縮強度を調節することができないようにみえる．続いて，たびたび運動の中断や失速があり，その後ゆっくり再開され，目標が近づくにつれて速度が上がっていくのが普通である．

失行症の運動障害のもうひとつの特徴は，運動に使われる関節の数が少なくなる傾向があることである．このような傾向は代償によるものと解釈できるが，正常な左上肢で同じ運動を遂行したときにも認められる．

有用な結果を得るために，患者は身体の一部を固定しなければ他の部分を動かすことができない．よってある部分が収縮したままの状態になる．

たとえば，患者S.M.は健側の左手で鼻を掻くのに，肘と肩を同時に曲げるのではなく，上腕を身体に沿わせたまま肘を大きく曲げ，次に上腕と前腕を固定して伸ばした示指の高さに来るように頭部を曲げ，MP関節の屈伸で鼻を掻くという運動を行う．

また，患者G.M.では，これと同じような反応が別の課題で観察されている．G.M.は，字を書くときに前腕を固定して手根か手指のみを動かす．肩の外転を使うことができないので，紙をときどき左へ動かすか，書くのを中止して上腕と肘を右方向へ動かさなくてはならない．

この患者に，タブレットのレリーフ状の図形を認識するという第2段階の訓練を行ってもらうと，前腕あるいは手根を固定するかあるいはボード上に載せるかして，指だけを動かした．

下肢の観察

上肢と本質的に同様な問題がここでも確認できる．

下肢を使う運動を注意深く観察すると，歩行に異常がみられない場合にも，多くの患者に股関節の極端な屈曲・外転や足関節の著しい背屈，前足部への体重移動が行われないといった傾向があることがわかる．特に患側の足は「対象物」である地面と相互作用することができず，まるで空中を歩いているかのようにみえる．

各関節の運動は時間的・空間的に整理されておらず，要素によっては他に比べて極端に誇張されているため，全体的に見てぎこちなく間欠的な運動にみえる．

手と同様に足も，患者にとって，ときには"役割を果たすために生きてはいない"ように感じられ，またあるときは患者の意思に反して"それ自身の意志をもっている"ように感じられている．ある患者は，足が「勝手に動いてしまう」と述べている．

Ⅱ-2　リハビリテーションの問題としての失行症

　観察した患者の多くは，座位から立位になるとき，両足をそろえて地面に置くのではなく，右足を後ろに引いて右半身を回転させたり側面に動かしたりする．また，まるで患者が地面へ足をどうやって戻したらよいのか忘れてしまったかのように，足が地面から持ち上げられたままになっている場合もある．

　たとえば，患者 M.R. は椅子から立ち上がる動作で，一側の足を他側の足の近くの地面にもってこようと何度もぎこちなく試みるが，地面を見ていながらそれがどこにあるのかわからないかのようにみえる．上肢でみられたように，下肢でも複数の方向への身体部位移動を組み合わせる必要がある運動を遂行するときに著しい困難が認められることが多い．このことは，ひとつの関節だけを使って（たとえば右の足関節など）足で空中に正方形を描くように要求すると簡単に確かめられる．

　この課題において，セラピストの動きを模倣できない患者は，関節をあらゆる方向に動かすことができるにもかかわらず，しばしば屈曲─伸展のみに固執する傾向がある．

　患者が下肢全体を使って，複数の関節を一緒に調和させながら幾何学図形を描くのは，それ以上に困難である．

　彼らは運動連鎖の各要素間の関係性を理解していないように思われる．

　右下肢にみられる運動機能の問題点のいくつかは，左下肢においても部分的に認められることも観察された（"間欠的な"動き，混乱した方向性，ギクシャクした動き，ひとつの動作の中での速度のばらつきなど）．

歩行の観察

　歩行時の下肢はそれがまるでひとつの"塊"であるかのように動かされ，必要以上に高く持ち上げられ，まったくコントロールされることなしに前方に"投げ出される"．

　失行症患者の歩行は"硬直"している．一度に身体部位のひとつかごく少数の部位を動かして遂行されるため，あやつり人形の歩行が想い起こされる．

　接踵地の段階（0%～15%）では，（対側と比べて）足関節が極端に背屈し，床に踵を"打ちつける"ような緩衝のない接地が顕著である．足部は外旋位になるが，これは股関節が外旋しているためである．

　一般的に内反も下腿三頭筋の異常な伸張反応もみられない．

　この段階では膝関節は伸展しているのが普通である．

　しかし，患者は，踵を必要以上に高く上げてしまったことに突然気づいたかのように，足を少し後内方に戻してから，床の上へ打ち落とすような感じで素早く下ろす．この場合，

第Ⅱ部　失行症の諸問題に対するリハビリテーションアプローチのために

床が踵の急激な動きを止めたのであって，患者が接地を予測して制止したのではない．
　接地は足の外側端で行われることが多く，下肢はさらに外旋する．
　このような運動に合わせて体幹が右方向に側屈しているのがかなり明確に確認できる．重心のかかっている側から骨盤を後方に回旋させ，股関節や膝関節に屈曲がみられるほか，腰椎の後弯も観察される．
　一側の下肢に完全に重心を移したとき（15％〜45％）には，通常重心は踵に集中する．踵を軸として骨盤が回旋することで下肢をさらに外旋させ，対側の足を前に出せるようにする．
　母指に重心を移してバランスをとるが，他の4つの足指は伸展したままである．
　つまりこの段階での特徴は，踵を固定された柱として，それを軸に骨盤を内側へではなく外側へ回旋させているところにある．
　対側の下肢は"ほぼ"正しく前に踏み出される．異常なのは移動速度が速すぎることだけのようにみえる．
　離床期（45％〜60％）はないも同然である．足は突然"塊"のように全部一緒に持ち上げられてしまう．母指以外の四本の足指は伸展したままで，前足部への体重移動は行われない．股関節と膝関節は極端に屈曲し，下肢全体がすでに外旋した状態となっている．その結果，下肢を前へ"投げ出す"ことになる．
　遊脚期（60％〜100％）では，はじめ股関節が過度に屈曲・外転しているのが特徴で，次に膝関節を伸展して足を投げ出す動きになる．
　対側上肢は外転して広げられ，患側へ側屈する体幹のバランスをとろうとする（これに対し，通常の脳卒中片麻痺患者では通常健側へ側屈する）．
　また，右肩が下がっていることが多い．手指は広げて伸ばされているか半分曲げられているかの状態で，どちらの場合も手指は硬直し肘は軽度屈曲している．

　患者M.G.の言葉を紹介しよう．「階段を上がるとき極端に足を持ち上げてしまうのです．それから足は突然下に落ちてすごい音がする．急に下へ落ちてきて，段があるので止まる感じです（まるで段があるのは予想外のよう）．歩くときも似たような調子です．あるところまでくると，そこで止まらなくてはならないから足が止まるのです（足を止めるのは地面であり，接地のための緩衝プログラムはない）．
　わざと大げさに足をもちあげるのは，そうしないとつまづきそうな気がするからです．足を下ろさなくてはならない段になると，足を置く場所を探さなくてはなりません．こち

II-2 リハビリテーションの問題としての失行症

ら側に身体全体を傾けるのは，地面が実際より下のほうにあるように感じるからで，右側に過度に身体を移動させてしまうので，道を歩いているときは人にぶつかりそうになることがよくあります．足を前に出すとき（遊脚期）には，まっすぐ出ずに常にアーチ型の運動になってしまうんです．歩くときにも階段を下りるときにも踵に体重をかけるのは，そのほうが安全な感じがするからですが，足先に体重をかけるように自分で自分に言いきかせながら直すようにしています．まるで自分の踵が身体を支えるポイントになっているような，脚の先にある"歩くときの拠り所"という感じです．その後で足先も地面につけるのですが，踵が軸のようになっていて，私が注意を向けるのも，地面と接触している点として感じるのも踵なんです」．

どのように認識するか

　失行症の従来の定義によると，失行症患者には触覚と運動覚の障害はないとされている (De Renzi 1990)．
　一般的な評価は，もっぱら身体部位の感覚検査に限定されるものだが，訓練室で治療課題を通してデータを確認することもできる．
　通常，患者はセラピストに誘導されて自分の上肢（左でも右でも）で描いた幾何学図形や文字その他を認識することができる．また，このとき，同時に複数の関節を使うこともできる．
　問題は運動の運動学的・空間的側面に関わるものである．運動を遂行するためにどの関節を使ったらいいのかが，健側でも患側でも認識できないことが多い．あるいは，空間のどの平面上に認識すべき対象があるのか認識できないことが多い．
　このような問題は，開眼で運動が行われ，視覚分析が要求されているときにもみられることがある．
　たとえば，患者 S.M. を閉眼させ，上肢で水平面状に描かれた正方形を認識させると手前が下方に傾いているように認識してしまうが，開眼で形状をなぞる運動を行ってもやはり同じ知覚のエラーが認められた．

　このような患者にとっては，図形を軸中心に回転させ，その方向を認識するという課題も難しい．
　認識の困難は，身体の末梢部分（上肢の場合は手）が空間にどのような方向に置かれて

いるかを識別する課題でも観察される．これは軽度の失行症の患者においてもみられる．

　認識能力を評価するためにもうひとつ重要となるデータは，身体から対象物までの距離によって引き起こされるエラーである．身体から対象物までの距離が近いか遠いかにより，対象物の大きさが変化したと感じてしまう．同じものであっても，身体からの距離が異なると同じものとして認識されない．通常，身体に近いと大きいと感じ，遠いと小さいと感じてしまう．

　仮説ではあるが，このようなエラーも先に述べた運動の運動学的・空間的な側面を考慮できないという問題に通じているのであろう．

　失行症患者に空間を認識する訓練を行う場合，基準として自分の身体の一部を使うと，身体以外のものを基準に使うときに比べ課題がはるかに複雑になることが観察される場合が多い．

　たとえば，患者M.R.には，足の横に1～5までの目盛りを付けたスケールを置いて下肢の位置を認識する訓練のほうが，左足を固定してそれを基準点とし，それに対する右足の位置を識別する訓練より容易であった．

　この問題の原因も運動の空間的な側面に起因していると仮定できる．つまり，運動の空間的な側面を考慮して比較することは，身体以外の物を基準として四肢の空間的な位置を考えるのに比べはるかに難しいのである．

　失行症患者は，情報を収集するために環境と機能的に関係し合うことができるようにみえても，多くの場合それは見かけだけであることが観察により確認できた．

　たとえば，前述の患者は，ある物体の輪郭を，それが載せられている平面とは関係なく認識でき，また自分の身体に対して手の方向を大まかに決めることもできるが，その輪郭をなぞることがまったくできない．

　傾斜したボードに置かれたアルファベットの"T"を表している3つの形の中からひとつを認識してもらうと，それぞれの"T"は辺の長さや傾きが明確に異なっている（斜めの辺があるなど）にもかかわらず，その形を識別することがない．

　セラピストに誘導されてもうまく輪郭をなぞることができないのである．ある点から別の点へ飛んでしまったり，無意識に後戻りしたりして，先走って動いてしまう傾向がある．

　角があることには気づくが，その角を曲がって次の方向へ手指を向けることができない．

　斜めの辺があってもそれを形の識別のために役立てることはできないようである．

どのように言語を使うか

　失行症患者の「運動障害」をリハビリテーションの立場から解明していくためには，言葉の判読や発語といった，言語の使い方を考察していくことが不可欠である．

　患者の中には，かなり重篤な失語症状があり判断が困難な場合もあるが，一見すると判読や発語の障害を示さない一方で，たとえば指示や要求が身体の空間性に及ぶと訓練の説明がうまく理解できない患者もいる．

　このような患者を観察すると，運動の文脈を構成する要素のすべて（方向，距離，比較など）を考えに入れることができない．つまり，まず"何"をするのか，どのように自分の身体を動かすのか，何に対して注意を向けなくてはならないかがうまく理解できていない印象を受ける．

　そこで，リハビリテーション専門家は，課題を理解させるためにしばしば言葉を例示したり身振り手振りを使ったりしなくてはならない．つまり言語や身振りを使って，思考すべき身体部分，識別すべき要素を明確にしなければならない．

　このような患者では，運動感覚や空間に関する言葉の意味の理解に問題があり，他の文脈に関しては言語の問題はほとんど認められないのが普通である．

　大まかにいえば，現れている症状やその重症度にかかわらず，すべての患者が運動中の自分の身体に関わる言葉の使用に問題があるということになる．

　たとえば，患者 M.R. は話し上手で話し好きだが，方向や速さや圧力など，自分自身の身体に関わるパラメータを認識する訓練になると，課題を要求する言葉が理解できていない．"後戻り"して詳細に課題の要素を説明しなおしたり，わかりやすいように手順を視覚的に示したりする必要がある．

　失行症の患者には発語の異常もみられる．たとえば，患者の多くは物体について複数の情報をひとつずつリストアップするが，このようなデータに意味を与えたり，それを統合してその物体が何を示しているのか明らかにできない傾向がある．

　たとえば，患者 P.P. にハート型のレリーフを触覚で認識するという課題を与えると，「上に2つのこぶがあり下はとがった三角形みたいなもの」とは述べるが，それがハート型だと認識することはできない．

また，失行症患者にはある特定の運動行動に関する説明を十分に行うことができないという問題もある．

たとえば，患者 M.R. は空中に主に肩関節を動かしながら幾何学図形（正方形）を描くためには，セラピストがどのように上肢を動かさなければならないかを言葉で説明するよう求められると，「手を外側に持ち上げて下さい…続けて…もう終わったはずだと思うけど…」といったような，非常にあいまいな説明しかできない．

第三者に対して，彼女がセラピストの介助で行った運動を開眼で説明するように求められたときも，前述の例と同様に難しいことがわかった．自分と自分の前にいる人物を交互に見比べることを繰り返すばかりで，説明はあいまいであり，得られた結果がよくないためいらだつ様子が観察された．

しかし，中には，言語が内言語的（Vygotsky 1996）となり，運動行動の遂行を容易にするための代償，あるいは「自分自身への指示」として用いられるケースもある．

たとえば，患者 B.E. は，歩行するためには，訓練でセラピストに教えられた正確なシークエンスを心の中で繰り返さなくてはならない．「股関節を足首の上に持ってきて，膝を曲げ，踵を前の下のほうへもっていって…」と自分の中で繰り返しているというのだ．

とるべき方向，動くべき距離，加えるべき力などについて，一歩一歩自分を導いてくれる"筋書き"が必要であることを患者自身が意識しているように思われる．

運動行動を行う前に，遂行すべき作業の手順やどれが重要な情報かを口頭で正確に述べるよう患者を促すことが有効な場合もある．

患者が自分の身体運動について"話すことができる"ようになると，よりスムーズにその運動を遂行できるように思われる．

たとえば患者 M.R. は，どの関節が一番大きく動くのを感じなくてはならないかを明言し，関節運動の方向と大きさを正確に言語記述してからでないと，セラピストの決めた空間に左上肢を使って正方形を描くことができない．「肩が動くのを感じなくてはなりません．手が肩の外側にいくまで肩が開くのを感じなくてはならないのです．それから肘をまっすぐに伸ばし，髪の毛の高さまで手が上がるまで肩が挙がるのを感じる必要があります…」．

解離

　調査対象となったすべての患者が，さまざまなタイプの解離（Rothi 1991）を示した．
　左上下肢から右上下肢への模倣課題では，多くの場合で開眼よりも閉眼でのほうが位置認識が容易であることが観察された．また，模倣に誤りが生じた場合，視覚を使って修正を求めても効果がないように思われた．
　このような場合，視覚と体性感覚の解離が生じているのではないかと考えられる．
　このような患者に，健側あるいは患側の上肢で空中に図形（たとえば幾何学図形や文字など）を描いてもらってから，その図形が他の図形と一緒に描かれている紙を見せると，自分の描いたものと同じ図形がどれかを答えられない．図形を描く運動は自分の身体で知覚しただけでなく，自分で見ているのにもかかわらず答えられないのである．
　患者によっては，図形の名称は正しく言うことができるのにもかかわらず，それがどれだったかを示すことができない．
　たとえば，患者M.P.は，閉眼して右足を動かし，左足をそれと同じ位置にもっていくことはできるが，いくつかに区切られた直線に対して右足がどの位置に置かれているかを認識する課題で，足が動かされた位置をスケール上で健側である左手で示すように要求されるとうまく解答することができない．

　おそらく，足の位置を示す膝からの運動学的な情報を，イメージあるいは視覚や触覚による表象に解釈したり変換することに問題が生じているのであろう．
　情報は，概念的には同じでも異なった形で示されるのである．
　患者M.P.がこのような変換ができるようになると歩くこともできるようになったということは，簡単に説明はできないが興味深い事実である．
　失行症患者では，感覚障害は目立たず筋の動員もそれなりに行われているにもかかわらず，情報を認識したりそれに意味を与えたりできない場合が多い．このような情報を言語で記述することができる場合もあるが，自分の運動行動のためのガイドとして活用することができないのである．
　たとえば，患者M.R.は他の多くの異なった（角の大きさや，各線の長さや方向が異なった）"T"の文字の中からひとつの"T"を認識する課題を与えると，角を触ってそれを知覚できても，それが運動の方向の変化を意味するということが理解できない．

この患者は自分で図形をなぞることができない．図形の一部をなぞるとすぐ後戻りしてしまい，何度となく同じところに戻ってはそれを繰り返す．

ある文字を認識できないのは，感覚障害というよりは，感覚と運動の間に解離が生じているためである．

別の患者は，はじめのうちは暗闇の中しか歩くことができなかったと述べている．

どのようにイメージするか

視覚的，体性感覚的に運動をイメージすることは，人間が新しい行動を学習するときに通常よく用いる能力である．

観察を進めていくと，失行症患者は，多くの場合「自分自身がある一定の運動を遂行しているように感じているところ」（Decety 1996）を視覚的にも体性感覚的にもイメージできないことが明らかになった．これは，その運動が右の上下肢で行われなくてはならない場合に特に顕著である．

さらに，イメージ能力の問題点は，患者が運動したり，知覚したり，識別したり，言語を使ったりするうえで突き当たる困難と同じである．つまり，失行症患者に特有の，これまでに述べてきたものと同じ問題点がイメージの想起においても認められるのである．

そればかりでなく，失行症患者は，実際には難なく行うことのできる運動でも，それを実行するイメージを想起できない．

たとえば，患者 M.G. は，右の上下肢の筋の動員にも感覚にもまったく欠陥はないのに，自分が右手でコップを取るところを（実際にはできるにもかかわらず）イメージすることができない．

訓練を進める中で，学習や認識を助ける手段としてイメージの使用を積極的に提示していくと，患者は新たに自分の四肢をイメージすることを学んでいく．自分の手に対する主体的な感覚が変わり，もはや自分自身に属さない分離した勝手に動く何かではなく，自分自身の身体の一部と感じるようになる．

運動のクオリティーのイメージも変質している．左手を使って対象物へのリーチする運動を感じてもらった後，右手を同じように目標に届かせるところをイメージするよう求めると，患者はそのイメージを記述するにあたり，上肢を「動かすのが大変」で「硬直した」ような感じを知覚したと話した．

II-2 リハビリテーションの問題としての失行症

　このようなイメージを改善することは非常に難しいため，正しい動きのモデルとなる左上下肢の感覚を使うことが必要となる．ただし，左の上下肢も軽度であるとはいえ右と同様の問題を抱えているため，これだけでは充分ではない．したがって，外部（視覚的）イメージや比喩的なイメージ（「自分の四肢が羽のように軽く，流れる川のように滑らかに動くのを想像してごらんなさい」など）の使用が必要となることも多い．

　ひとたびイメージの改善に成功すると，動作に滑らかさや軽さを感じ，もう間欠的な運動や，後戻り，不安，硬直性を感じることはない．

　与えられた課題を解決するために，患者がある関節からの情報に意味を与えなくてはならないときにも同様の問題が生じる．

　たとえば患者M.G.は，主に肘の関節を動かしながら示指がペンであるようにイメージして正方形を描いているところをイメージするように求められると，何をすべきかわからず，それが非常に難しく複雑な課題だと感じる．彼は「身体のいろいろな部分を別々にコントロールできるのはサーカスの芸人だけだろう」と述べた．結局，彼は視覚的にもそれを想像することができなかった．

　我々観察者には，このような患者は得られた情報に意味を与えることができず，知覚仮説をたてることができないようにみえる．「見えるもの」（視覚的分析）を「感じるべきもの」（仮定された体性感覚的分析）へと変換するすべを知らないかのようである．つまり，その対象物のもっとも重要な特徴を知覚させてくれると予想される運動をイメージすることができないのである．

　身体のすべての要素が同じようにイメージされるのではない．頭部や体幹やそれに近い四肢に比べて手足のような末梢部分をイメージすることのほうが難しいことが多い．また，このような問題がある場合は，実際にも末梢の身体部分を動かすことができないことが多い．

　手の感覚のイメージが「伸縮性のある厚紙でできた手」と記述される場合がある．

　外部世界を知覚あるいは認知するにあたっても，運動についてこれまでに記述してきたものと同じような問題が認められる．最初に図形を見せてからその図形をイメージしてもらうと，図形の一部のみをイメージすることしかできず全体をイメージできない．図形を大まかに知覚するのみで，角を明確に描くことができなかったりする．実際に正方形を描く必要があるときと同じように角がはっきり決まらないのである．これは，患者にはたいへん難しい課題であるように思われる．

どのように注意を使うか

　観察の対象となったすべての失行症患者に，注意力に関して何らかの障害が認められた．失行症以外の患者では，自分自身あるいは自分自身を取り巻く世界に向けられる注意の量に問題があることが多いが，失行症の患者では注意する対象の選択に欠陥がある．

　失行症患者の直面する第1の障害は，前にも述べたように，一見して言葉の障害がないのにもかかわらず，与えられた課題を理解できないところにある．第2の障害は，課題を解くためにどこに注意を向けなくてはならないかという問題であり，第3の障害はそれを解くにはどうすればいいかという問題である．

　中でももっとも重要な問題は，注意をa）どこに，b）どの情報に対し，c）どのようにして，d）なぜ向けるのかがわからないというところにある．

a）「どこに」注意を向けるか

　　課題を解決するのに必要な情報を集めるために，身体部位あるいは外部世界のどこに対し，視覚的あるいは体性感覚的注意を向けなくてはならないか．

　失行症患者は，特に発症後早期や症状が重篤な場合などでは，セラピストが何を言うかを理解しようと非常に注意深く聞いているように見える一方で，右半側へ注意を向けることがなかなかできていない．視線はセラピストの顔にずっと向けられており，それを対象物や四肢に向けることができない．自分の行動を活性化するために有用な情報を，セラピストの表情や言葉から集めようとしている．

　右半身に注意を向けることができるようになると，患者は，今度は何を見たらいいのかわからないことが多い．右上肢やそれを構成する各部分（手，肘，肩など）を注意深く凝視するが，その意味はわかっていないように思われる．たとえば，右上肢を左上肢と同じか，あるいはセラピストの上肢と同じ位置にもってくるように指示すると，右上肢をじっくり観察してから指定された位置にもっていこうとぎこちなく試みる．左上肢あるいはセラピストの上肢と比較して修正を試みるが，このとき，各部分をひとつずつ正しい位置にもっていこうとする．上肢をひとつの総体としてではなく，断片部分の集合体のように扱うのである．一般的に組織化がもっとも複雑である要素は手や手根の回旋である．これらの運動は，そのプロセスのすべてに膨大なエネルギー

II-2 リハビリテーションの問題としての失行症

と注意を浪費した後で，やっと達成される．

b) 対象となる要素（身体部位）からもたらされる情報の中で「どのような」情報が有用か（体性感覚情報，触覚情報，圧覚情報など）．
c) この要素（身体部位）は「どのようにして」情報を与えてくれるか（筋の収縮感覚，伸張感覚，接触感覚，ある一定の時間内にどれだけの空間を通過するかという感覚）．
d) 「なぜ」他の情報でなくその情報が有用なのか．

　失行症患者は四肢の間の関係や，四肢の各要素間の関係に注意を向けていないように思われる．
　たとえば，セラピストが患者 M.F. の右上肢をある位置に置き，次に視覚でコントロールしながらそれと同じ位置に左上肢を持ってくるよう指示すると，言語による指示を使っても身振りを使っても課題が理解できないようであった．課題の遂行は，セラピストが解決モデルを提示するという援助なしには不可能であった（セラピストは患者の頭部を右方向へ向かせ，肩，肘，手根，指，さらにそれらの互いの関係に注意を払うようにしながら右腕を観察するように指導した．それから両側の上肢が同じ位置にくるように留意させながら左上肢を正しい位置に持っていくよう援助した）．

　体性感覚としては課題を遂行するのに充分なものをもっており，さらに視覚を使っているのにもかかわらずエラーを犯すことから，このようなエラーは注意力に関わるものではないかと考えられる．
　独力で動作を行う場合にも，このような患者は行為をいくつかのシークエンスに分けて，それをひとつずつ遂行しなければならないことが多い．新しい動作を模倣しなくてはならないときは，その運動を非常に注意深く観察し，各部分を分析し，ときには要求された行為を複数のシークエンスに分割しなければならない．
　たとえば，患者 A.A. は，中指を示指に引っかけて曲げ，他の指は曲げたままで手をテーブルの上に置くという肢位を模倣するときに，セラピストの指を注意深く観察した後，開いた手をテーブルの上に置き，残りの3本の指を曲げ，最後に少しこずりながらも中指を人差し指に絡ませた．

　失行症患者は，身体の特定要素を選択して活性化させることができない．もっとも重要

第Ⅱ部　失行症の諸問題に対するリハビリテーションアプローチのために

な要素（身体部分）がどれなのかわからないので，彼らが犯すエラーは非常にバラエティーに富んでいる．間違いはそのたびごとに異なっているように思われる（脳卒中片麻痺患者のようなステレオタイプ化されたエラーはない）．たとえば，ある目標に手を届かせるリーチ動作では，運動を行うたびにはじめに動く身体部分が異なる．たとえば，まず肘関節を屈曲したりあるいは伸展したり，肩関節を外転したり，体幹を前屈したりするが，そのバリエーションは状況と無関係である．

　失行患者に，セラピストが介助して上肢で空間に正方形などの決められた図形を描かせた場合，運動覚の障害がないにもかかわらず，どの空間平面に，あるいはどの空間軸で図形が描かれたかを閉眼で認識できないことについてはすでに述べた．その面が垂直なのか水平なのか，側面なのか後面なのかが認識できない．これは健側でも患側でも，上肢の場合にも下肢の場合にも観察される．このような障害は視覚分析を使っても解決されないことがある．
　たとえば，患者S.M.とM.G.は，水平面に描かれた正方形を前方に傾いている平面に描かれているように知覚したが，開眼して分析しても同様に知覚した．

　この場合も，体性感覚と視覚の機能は保たれていた．しかし，これら2つの情報チャンネルが課題を解決するにあたり的確に利用されていないのである．
　このような問題は運動の意味を解読する局面のみならず，運動を産生する段階にもみられる．閉眼して自分ひとりで正方形を描くよう指示すると，正方形のどの辺もその前に描かれた辺と同じ面上には描かれない（たとえば，脇の近くから指で描きはじめると正方形を描き終わったときには指は肩の近くにきているというように）．辺は平行に描かれないことが多く，ときには一点に集まったり分散したりする．
　このような問題が起こるのは，異なる身体部位からもたらされる情報を相互に関係づける能力が欠如しているからではないかという仮説をたててみた．このような運動異常の根底には，選択的に注意を向ける能力に障害があるのではないかと予想できる．実際，失行症患者は自分の身体や対象物に関する情報を正常に収集できているようにみえるが，そうではなく，収集した情報に対し意味を与える能力に欠けているのである．
　この他にも，明らかに運動障害ではなく注意力に関する障害と考えられる現象がある．患者に椅子に座ってもらうと，運動単位の動員に障害はないのに，自然と股関節を外転・外旋させる．立位では，姿勢の左右対称を知覚できないかのように右側に倒れそうになる．

しかし，脳卒中片麻痺患者とは反対に，「体をまっすぐにしてください」（脳卒中片麻痺患者においてはあまりに漠然とし過ぎていて役に立たない指示であるが）というような簡単かつ一般的な指示に反応し，自分の身体をコントロールすることができる．

　この複雑な活動においても，彼らの問題は，"個々の"動作を行うこと，あるいは"ひとつの"情報を認識することではなく，身体各部からもたらされる情報を関係づけて比較することにある．ある目的を達成するためには，このような関係づけや比較といった情報の相互作用が必要不可欠になるのである．

参考文献

Bortolan L, Rossetto F, Gon F, Perfetti C：L'analisi cinematica nella valutazione dell'aprassico ideomotorio, Riabilitazione e apprendimento 16：185-194, 1996.
Bunge M：Emergenze and the mind. Neuroscience 2；501-509, 1977.
De Renzi F, Faglioni P：Aprassia. In Denes G, Pizzamiglio L：Manuale di neuropsicologia, Bologna, 1990.
Heilman K：Apraxia. In Heilman K, Valenstein E：Clinical Neuropsychology. Oxford Univ Press, New York, 1995.
Luria AR：Le funzioni corticali superiori. Giunti, Firenze, 1967.
Ochipa C, Rothi L, Heilman K：Selective deficit of apraxis immagery in ideomotorapraxia. Neurology 49：474-480, 1997.
Perfetti C, Pieroni A：Ipotesi per una interpretazione riabilitativa dell'agire aprassico. Riabilitazione e apprendimento. 129-153, 1996.
Poizner H, Clark M, Merians A, Macauley B, Rothi L, Heilman K：Joint coordination deficit in limb apraxia. Brain 118：227-247, 1995.
Rothi L, Heilman K, Ochipa C：A cognitive neuropsychological model of limb praxis. Cog Neuropsychol 8：443-458, 1991.
Sirigu A, et al：The mental representation of hand movements after parietal cortex damage. Science 273：1564-1568, 1996.
Vygotsky LS：Pensiero e linguaggio. Giunti, Firenze, 1996.

Ⅱ-3　失行症患者のための訓練仮説
Ipotesi di esercizi

　失行症の運動障害をリハビリテーションの観点から解釈することで，失行症患者の運動行動に特徴的にみられる一連の問題点に焦点を当てることができる．

失行症患者に特有な問題

　単純な運動を指示されたときの失行症患者のエラーを訓練室で観察・分析すると，失行症患者は「動作に使われる関節に対し選択的に注意を向けることができない」ことがわかってきた．

　これは，おそらく失行症患者に特有の問題であり，運動に関わる諸要素間の空間的・時間的関係の異常（錯行為）や，ある一定の条件下でしか課題が実行できない（解離）という問題となって現れる．

　よって，治療訓練は，患者が自分に課された認知的な問題を解決することで，この種の障害が克服できるように構築されなければならない．

　失行症患者に運動軌道，図形の輪郭，表面性状などの認知問題を与えても，満足のいく結果は得られないように思われる．これらの課題を第1段階の訓練として，つまり複数の関節からの体性感覚情報に特に注意を集中させるようにして行ってもあまり成果はないようにみえる．このような課題では変質したプロセスの回復に有効な組織化レベルに働きかけることができないのであろう．

　損傷されたレベルの次の（上位の）段階を活性化させるような課題を提示しなければ，損傷された（前の，あるいは下位の）段階を"促通し"，自然回復を上回る高度な形で組織化を遂行させることはできない．

第Ⅱ部　失行症の諸問題に対するリハビリテーションアプローチのために

　そうすると，片麻痺患者の治療に使われる第1段階の訓練は，失行症患者には必ずしも適切とは思われない．おそらく，このような訓練は，前段階（下位）の組織化能力の回復に有効なのであり，失行症患者の場合にはそこは正常だと考えられるからである．

　片麻痺患者にとってはかなり難しい認知問題を，失行症の患者がたいした困難もなく解決することができるという事実からも，この仮説はある程度検証できるように思われる．

　理論的なレベルでも実践的なレベルでも問題が複雑になるのは，左半球に損傷を負った患者の右半身に対するリハビリテーションを計画するときである．現象的には明らかに片麻痺患者に特有な運動機能障害を呈しているだけでなく，損傷を受けた側と同側の半身にも失行症特有の障害が現れているからである．

　この問題の解決は難しい．時間的に段階的な治療を実施する（まず片麻痺を対象にし，次に失行症を対象にするというような）ことはできないし，両側に失行症を対象とした訓練を行うだけで，患側に出現した片麻痺患者特有の運動障害を無視することもできないからである．

　前者の場合は，損傷後に神経系の可塑性により回復される再組織化があるため，失行症の問題への介入が遅くなりすぎる危険があるし，後者の場合は，その時点での片麻痺の組織化能力に対してあまりに高度な認知問題になってしまう可能性があるからである．

　患者の麻痺側に失行症タイプの問題があるかどうかを明らかにすることがまず必要となろう．この場合の治療戦略の組み立て方としては，中間時点の回復についての仮説を基礎とし（もちろん麻痺側にも失行がみられる場合は複数の中間段階の回復目標が必要となる），失行症にも効果がもたらせるような形で訓練を組み立てていくのがよいと思われる．もちろん，その際には，患者が徐々に獲得していく制御能力に適合した解読・産生のモダリティを使っていくことを忘れてはならない．

　本論では，失行症患者にどのような訓練を提言できるかについて，いくつかの仮説を述べる．このような仮説が基本的な認知理論（Perfetti 1997）と整合性があるか，あるいは回復にとって有効かどうかについては，訓練室における厳密かつ正確な治療を通して検証していく必要がある．

　上位皮質機能の損傷，特に失行症の場合，研究者の関心は主として患者の検査方法の考案とその改善に向けられてきた．このような検査を定期的に患者に行い，CTやMRIのデータと比較しながら，損傷箇所と機能異常に相関関係があるかどうかを調べようとした

のである．

　一方，訓練についての研究，その組み立て方や内容などの検討は，研究としては副次的なものとして捉えられてきた．訓練が固有の実験ツールであるはずのリハビリテーションにおいても事情は同じである．

　また，失行障害に患者自身あるいは家族があまり気づかず，日常生活における問題として捉えられにくいということもあり，リハビリテーションの観点からの失行症の研究は現在のところ表面的であり，科学的にも社会的にも重要な貢献がなされていない．

　しかし，失行症をリハビリテーション医療の分野において研究することは二重の意味で価値があり，適切な評価法を構築していこうとする研究に劣らず重要である．

　まず，訓練の研究をすることはこの病理と取り組むための重要なツールを提供することであり，同時に認識論的な解釈の展開を支えるものでもある．つまり，訓練から得られた結果を踏まえて，その訓練を導き出した思考・考え方に間違いがなかったかどうかを検証できるのである．

　このような研究がリハビリテーションにもたらす影響は明らかであるが，それだけでなく中枢神経系の仕組みやそれと運動行動との関係についての知見にも影響を及ぼすことができるかもしれない．

　よって，リハビリテーション専門家は「未来の神経学者」になれる可能性を秘めている．なぜなら，計画的に行われる訓練の経験と中枢神経系の組織化にみられる改善との関係を日常的に観察できる立場にいるからである．このために，リハビリテーション専門家が自分の仮説を訓練室での日常的な実践を通して検証していくことは非常に重要である．

訓練仮説：解読，変換，産生

ここで紹介していく訓練の仮説は，患者にどのような能力を獲得させようとしているかに従い，便宜上，次のように分類される．

1) 動作に関わる関節に対して注意を向ける能力．単一の関節に対する注意と複数の関節の組み合わせおよび調整の両方のケースがある（解読）．
2) 求心チャンネルを介して具体的に解読した情報を，予測情報（知覚仮説／イメージ）や他の情報源が知覚した情報と比較する能力（変換）．
3) それぞれの関節に具体的な役割を与えながら筋収縮を組織化し，動作を遂行するた

めにそれらの関節の間で適切な空間的・時間的な関係をつくりあげていく能力（産生）．

　上記の分類は，治療戦略を組み立てていくうえで時系列的に並べられているわけではない（回復過程における訓練の展開と上記の順番が必ずしも対応するわけではない）．重要なのは患者に訓練を提示する際，段階的な手順を的確に踏まえていくことである．特に，ひとつひとつのプロセスについて運動の解読能力と産生能力の関係を正確に踏まえていくことが重要である．

　認知理論に基づいた他のリハビリテーションと同様に，ここでもリハビリテーション専門家は，どのような内容を運動の産生訓練の対象として盛り込んでいけるかを判読できるだけの能力を身につけていく必要がある．訓練中でも常に，どのような内容が運動を産生する訓練の対象として使えるのか，あるいはまだ運動を解読する訓練を続ける必要があるのかを見極める力をつけなければならない．

　失行症患者の再教育をめざす治療訓練では，他の認知運動療法に共通した要因に加え，解離と錯行為に関連した問題をどのように克服していくかを考える必要がある．
　ここで提言している訓練に共通する目標は，「身体」をテーマとし「空間」を内容とする認知的な訓練を患者に提示しようとする点である．このような問題の解決のために，体性感覚空間の組織化に向けて「内言語」(Luria 1967) の調整機能が発揮されることになる．内言語は，動作遂行中に重要となっていく身体各部に順次注意を向けさせるという面にも貢献している．
　訓練は，治療状況と使用する訓練器具に応じて2つの主要カテゴリーに分けることができる．この2つのカテゴリーを「視覚を使った訓練」と「体性感覚を使った訓練」と呼ぶことにする．

視覚を使った訓練の設定

　視覚を使ったカテゴリーに属する訓練では，患者が複数の情報源（視覚，運動感覚，聴覚）の間での「変換」作業を正しく遂行する能力を獲得することが目的となる．一定の動作における運動の構成要素についての情報を対象とし，写真やコンピュータで作成した図版を使用する．

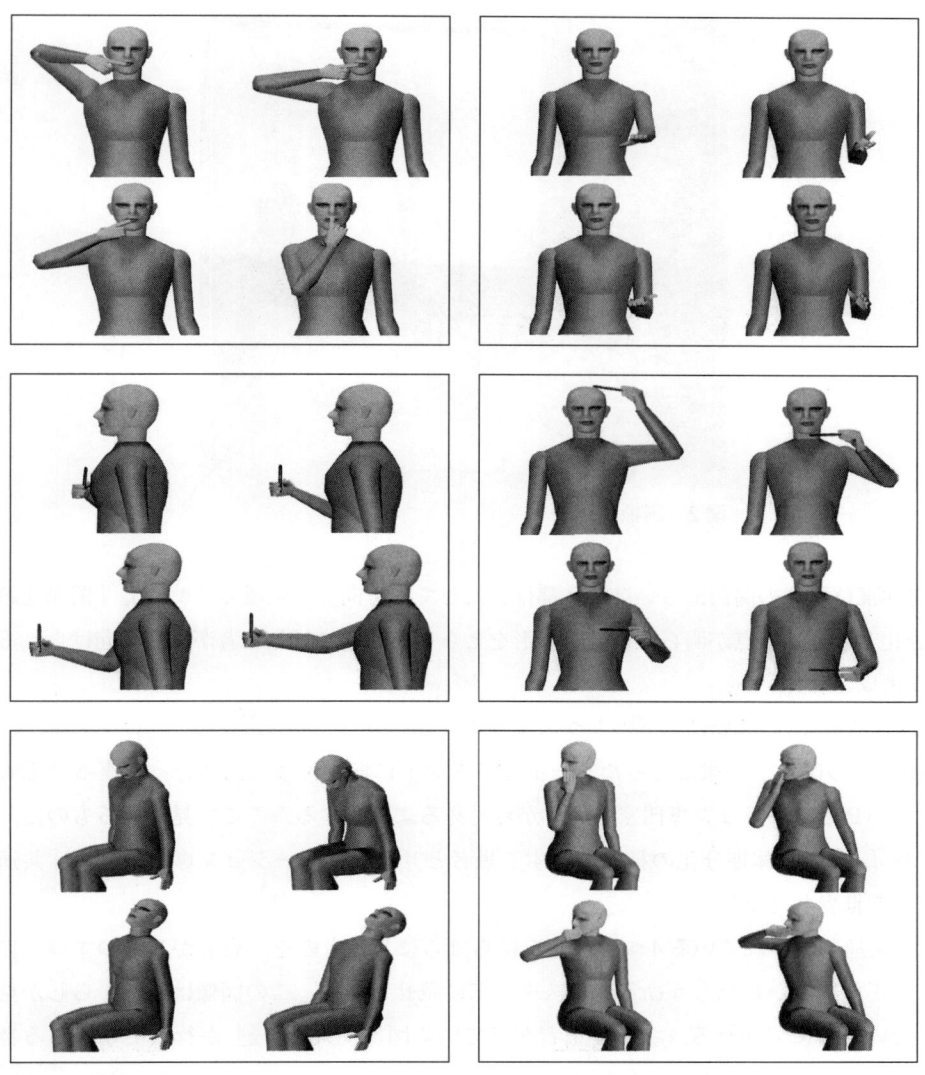

II-3 失行症患者のための訓練仮説

図1 訓練シート（例）

　治療は，ある人物「x」（立位あるいは座位）の写真，あるいは立体的な図像を使って，リハビリテーション専門家と患者との間の一連のやりとりによって進められる．このような写真あるいは図像の人物は身体の一部（手，上肢，下肢，頭部，体幹）を，他の身体部位に対してわかりやすく位置づけている（図1）.

　これらは4枚一組となっており（その組み合わせ方については後述する），関節あるい

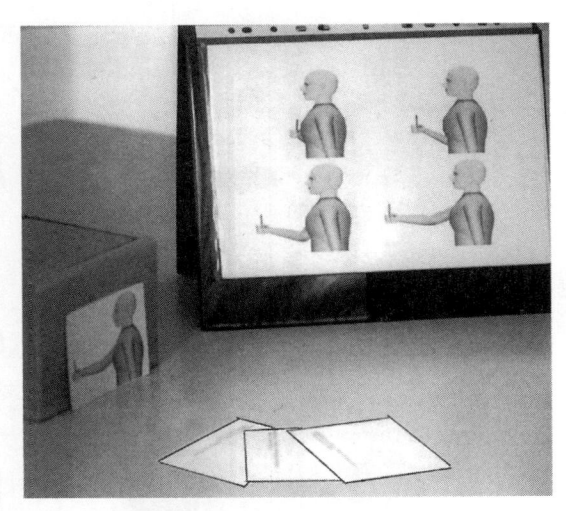

第Ⅱ部　失行症の諸問題に対するリハビリテーションアプローチのために

図2　訓練の構成

は身体部位が他の関節あるいは身体部位に対して「方向」,「距離」,「軌道」,「関節連鎖の細分化」といった点が明らかに異なる形をとらせ,それに対し患者が注意を向けられるように構成されている.

　この訓練器具の構成は以下のようになっている（図2）.
1) 4つの図像が一組となったシートをスタンドに取り付け,向き合って座った患者とリハビリテーション専門家の両方から見えるようにする.ここで見ているものは,人物「x」の身体細分化の様相に関する患者とリハビリテーション専門家との「共通の認識世界」となる.
2) 共通認識されている4つの図像をばらばらにしたものを,患者がひとつずつ,自分の正面に置かれたもうひとつのスタンドに載せていく.この図像は患者からしか見えないように置かれる.ここで患者が見ている図は,人物「x」が行っているある身体の細分化についての「患者だけの認識世界」となる.

　この設定で訓練を遂行するためには,患者は変化していない身体部位（「共通の認識世界」でも「患者だけの認識世界」でも同じである部分,つまり課題の解決にとってあまり意味のない部分）を認識し,そこに注意を向けるとともに,動いた身体部位,つまり動作内での意味が変化している部位についても注意を払わなければならない.
　そのためには,使用する図像に描かれている人物の四肢,頭部,体幹の位置のバリエー

II-3 失行症患者のための訓練仮説

ションが押さえられている必要がある（たとえば「頭部を後屈したものと前屈したもの，それぞれ体幹が頭部の動きについて動いているかいないか」の4通りの組み合わせ）．

　患者とリハビリテーション専門家とが共通世界として認識している4つの図像は，患者の注意を導くことを目的としている．患者は4つの図像を見比べ，何に注意を払わなければならないか，つまり変化している関節，関節間の関係，および関節角度の大きさについて，どのように選択的な注意を向けなければならないかを理解する必要がある．

　このようにすることで，患者に動作の単純な模倣課題を出したときによくみられる「どうしたらいいのかわからない」といった反応を避けることができる．単純な模倣課題では，患者は運動を遂行するためにどの要素が特に重要か理解する方策をもてず，したがってセラピストがエラーを指摘してもその意味がわからない．

　事実，患者に課題遂行時のエラーを指摘すると，それ以降は過剰ともいえるほど，行為にとってあまり意味のない要素に注意を払うというケースがよくみられる（たとえば，肩の方向が重要な動作において指の位置にこだわるなど）．

　これに対し，上述した訓練器具を使えば，患者は「何が難しいのか」を分析することができるようになる．たとえば，動作の意味の差を認識する（手を額にもっていく，鼻にもっていく，口にもっていく）ことが難しい患者がいる．一方，「どのようにして」（手のひらを上に向けるのか下に向けるのか）の区別がつかなかったり，「どこに」（手の方向は正しいのだが，対象物より前過ぎたり，後ろ過ぎたりする）がわからなかったり，あるいは肩や肘や手根が「どうなっているか」（運動連鎖）がわからない患者もいる．

　まとめると，患者に示す図像の内容は，患者が次の4点に注意を向けるように考えて作成しなければならない．

　a）動作
　b）どのようにして
　c）どこに
　d）運動連鎖

訓練を肢位だけに限らず，運動や行為にまで広げていくためには，「中間時点の図」を使うことも考えられる．つまり，ある運動軌道の一部，つまり行為の始まりの図から終了の図までの間に位置する複数の図から構成されたものを用意する．訓練の進め方は上に説明したものとほぼ同じである．

セラピストは，治療を進めながら，どの組織化プロセスがもっとも変質しているか，また代償が出現したことでどのプロセスが二次的になっているかを，リハビリテーション的な評価の中で推定していくことになる．そして，動作に使われる複数の関節についての意味ある情報を的確に選択できないという問題，あるいは複数の要素を同時に制御できないという問題のために，認知問題の難易度が高くなりすぎていないかどうかを判断する必要がある．

以上のような設定を行ったうえで，視覚を使った訓練として，患者にどのような「変換」を要求するかにより複数の方法を提案することができる．

視覚から視覚への変換

この訓練で患者が行うのは，2次元のイメージ（写真や図像）と3次元のイメージ（セラピストが行う運動）の間の変換作業である．

セラピストは，上肢，下肢，体幹あるいは頭部などの位置が異なる図像を組み合わせて「共通の認識世界」とし，二人の前に置かれたスタンドの上に並べる．

たとえば，頭部と体幹に対してさまざまな高さ（額の高さ，あごの高さ，胸の高さあるいは腹部の高さなど）にかかげた手にペンを持った人物の図像を見せる．ペンをもつ手の高さにより，肩の方向および肩と肘との距離が変わってくる．

患者にどれか1枚の図像を選んでもらい，患者にしか見えないスタンドに乗せるよう要求する．このときセラピストからその図像は見えない（図3）．

セラピストは，患者が選んだのがどの図像であるか当てるために，ペンをもった人物の肢位をセラピスト自身が今から模倣することを説明する．

二人の前に並べられた図像をひとつずつ模倣していくが（図4），セラピストは1回ごとに自分が模倣した動作と患者が選んだ図像の動作が一致しているかどうか聞き，患者が「一致している」というまでこれを続ける．

患者が「一致している」と言ったところで，セラピストは自分の模倣した動作に対応する図像を二人の前に並べられた「共通の認識世界」のシート上で示す．それが患者が選んだ図像であったかどうかを確認し，遂行された認知作業が正しかったかどうか検証する．

間違った場合，つまり患者が選んだ図像とセラピストが共通認識のシートで示した図像が一致しなかった場合には，再度これを繰り返す．

この訓練は「解読のモダリティ」を使う訓練であり，現象的にめだつような運動の産生は患者に要求されない．動作の運動学的な特性に注意を向けさせることを優先しているの

II-3 失行症患者のための訓練仮説

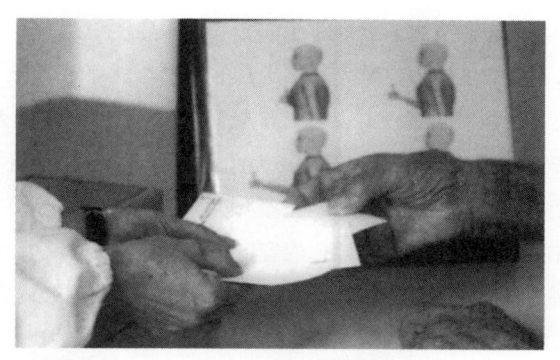

図3 2次元のイメージ（写真や図像）

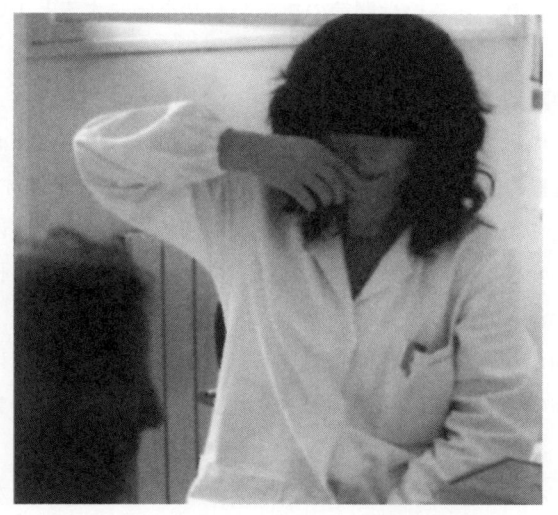

図4 3次元のイメージ（セラピストが行う運動）

である.
　図像の内容も活性化される相互作用の手続きもきわめて簡単なようにみえるかもしれないが，この第一歩目の訓練が難しい患者もいる.
　このような問題が生じた場合は，訓練を行うための基本的な前提条件が患者に備わっているかどうか確認する必要がある．これを行うためには，セラピストが共通認識のシート上で示した図像と患者が選んで自分の前に置いた図像とを比較してもらう．この場合の比較は両方とも2次元の図像の比較となるので，状況としてはより簡単になる．
　状況がさらに厳しい場合（それだけでなく，この種の訓練ではどのような場合でも有効

だが）図像の内容の差異を際立てるという手立てもある．

　たとえば，空間における上肢の位置の認識を目的とした訓練の場合，使われている関節の構成が大きく異なる図像から始めてよい．肩を屈曲して前上方を指差している人物の図像と，肘を屈曲して下方を指差している人物の図像を用い，4枚一組ではなく，2枚一組から始めることもできる．

　情報の差異を段階的に小さくするには，内容に明確な違いがある図像を使いながらその数を多くしていくか，（図像の数は増やさず）使われている要素の内容の差を縮めていくかのどちらかの方法がある．

　図像が描かれたカードは障害の特性に従って変更してよい．必要に応じてあるひとつの関節の役割を強調したり，あるいは関節の組み合わせを優先するとよい．

視覚―体性感覚の変換（解読）

　この変換の訓練で提示される認知問題に解答するためには，ある求心チャンネル（受容器）を介して得た情報の内容を解釈し，次に他の情報源を介して収集する内容を予測して，実際に知覚したうえで予測との比較を行うという手続きを踏まなければならない．

　視覚―体性感覚の変換を使う解読の訓練では，まず患者に図像を1枚選んでもらい，それをよく見てからセラピストには見えないよう伏せてもらう．次いで，セラピストは患者の身体を他動的に動かし，図像の肢位を順番に取らせていく．患者には閉眼して運動に注意を集中させ，身体のいくつかの部位がどの位置にくるのかに注意を集中するよう要求する（図5）．

　患者は閉眼しているので，動いている自分の身体を見ることはできない．運動覚情報をもとに，それぞれの関節の位置が，自分が先に選んだ図像に描かれたものと同じになっているかどうかを理解しなければならない．

　この訓練を始める前に，セラピストは患者の運動覚が正常かどうか確認しておく必要がある．運動覚に異常があれば，失行とは性格の異なる問題が出てくるからである．

　患者が運動覚を介して知覚した肢位が先に選んだ図像と一致したと告げた時点で目を開けてもらう．セラピストは，患者が選んだ図像に該当すると思われる図像を共通認識のシートの中から選んで示す．

　この場合の患者とセラピストの相互作用の手続きは前述の訓練とほぼ同じである．また，患者が自分のエラーをチェックする方法も同じである．

Ⅱ-3 失行症患者のための訓練仮説

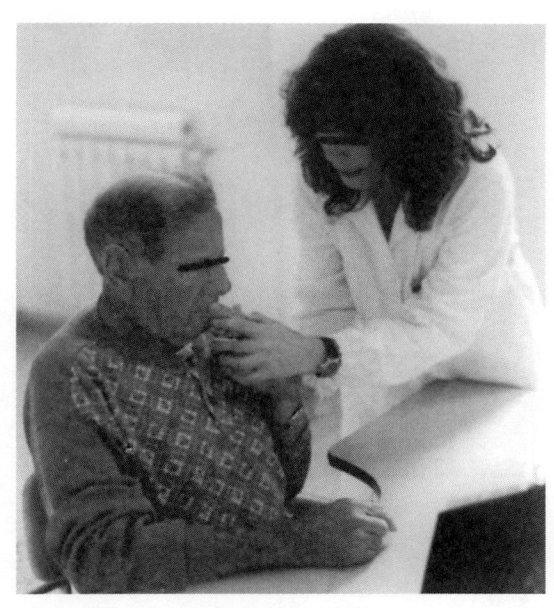

図5 視覚―体性感覚の変換（解読）

視覚―体性感覚の変換（産生）

　訓練の基本的な進め方は，前の項目で説明したものと同じである．ただし，この訓練では，患者が選択した図像をセラピストに模倣して見せる（図6）．患者は筋収縮を正しく組織化し，複数の関節間の時間―空間的な関係を的確につくりださなければならない．

　この訓練の結果としては，基本的に次の3つのケースが想定される：

a) 患者の動作があまり選択的ではなく混乱している．このため，セラピストは患者がどの動作を模倣しているのか理解できない．この場合は患者に対してよくわからないことを伝え，もう少し注意深く正確に動作を行うよう要求する．

b) 患者の動作がある程度は的を射ており，セラピストはいくつかの図像のどれかに該当することはわかるが，どれなのかの確信はもてない．この場合は，患者に「どちらなのかがわからない」と複数の図像を示し，口頭で「このうちのどれかだということはわかった」と伝えて，もう一度正確な動作を繰り返すよう要求する．

c) 患者の動作が明確かつ正確である場合．セラピストは共通認識シートの図像の中から患者が選んだと思われるものを選び，それが正しいかどうかを確認して訓練を終了する．確認の仕方は解読の訓練（p.116）で説明したものと同じである．

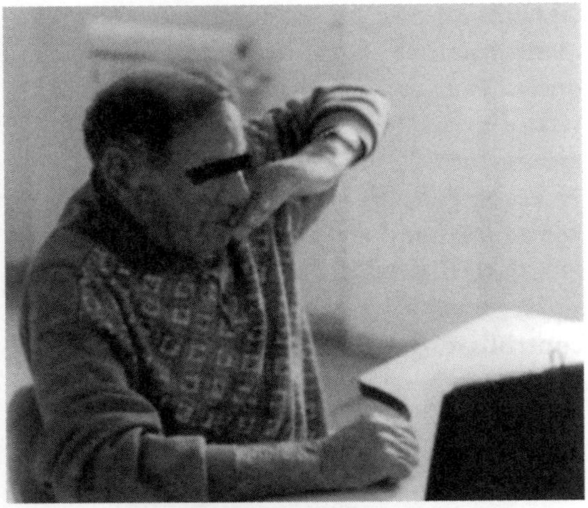

第Ⅱ部　失行症の諸問題に対するリハビリテーションアプローチのために

図6　視覚―体性感覚の変換（産生）

視覚―言語の変換（解読）

この訓練も，視覚から視覚への変換の訓練（p.114）と同じように，患者が4枚の図像の中から1枚選び，セラピストがどれであるか答えるという手続きは同じである．しかし，セラピストは患者が選択したと思われる図像の動作を真似るのではなく，図像の特徴を口頭で説明しながら順序だてて質問していく．

患者は視覚的に解読したものと，セラピストが言語で表現したものを比較しなければならない（解読）．

この訓練ではセラピストの能力がかなり問われることになる．というのは，"関節"に関わる内容が豊富な図像の多くは，言語を使ってコード化するのが難しいからである．大変ではあるが，身体に関わる"用語"に関心を示す言語学者にとっては，まさにここが刺激的な点であり（Papi 1997），このような研究が進めば，リハビリテーションを計画する場合の問題点を読み解くうえで大きな貢献が期待できる．

視覚―言語の変換（産生）

これらの訓練は，視覚―言語の変換（解読）の訓練（前項）と相互作用の構築の仕方では類似している．ただし，今度は患者がセラピストに対して，自分の選択した図像の内容を口頭で伝えなければならない．

このような訓練は失行症の患者にみられる失語症へのリハビリテーションとしても興味

深いものであり，この2つの障害に対するリハビリテーション治療が分かちがたいものであるであることを示している．

体性感覚を使った訓練

このグループに属する訓練では，患者の注意は課題に使われる複数の関節に向けられ，情報としては主に体性感覚が使われる．

関節の役割

失行症患者には，「複数の関節に正しい役割を振り当てることができない」という問題があるが，その中でも特に顕著なのは，遂行される動作にとってもっとも重要な関節はどれなのかを認識できないという問題である．

たとえば，患者に閉眼で円状の軌跡をなぞってもらうという課題で，最初は中手指節間（MP）関節，次に手根関節，最後に肩関節というように，使う関節を変えて同じ軌跡をなぞらせると，運動覚や触覚が正常であるにもかかわらず，どの関節が使われたのかわからないことが多い．

どの関節が一番動いていたかという直接的な質問をしても患者によっては難しすぎることがあるので，訓練は次のように進められる．

まず，セラピストは，患者に同じ軌道を3つの異なる運動のし方でなぞらせ，それぞれに数字か文字の記号をつける（たとえば，「これが1番です．そしてこれが2番です」）．次に患者に，そのうちのひとつのやり方で軌道をなぞらせ，どれであったかを答えてもらう．

患者が自分の答えを確認するためには，開眼して遂行される運動を見てもらう方法が考えられる．

このような方法で患者が訓練の結果を確認できない場合は，前述の視覚を用いた訓練を使って変換プロセスが正常かどうか，特に視覚—体性感覚の変換プロセスが正常かどうかかを確認する必要がある．

運動平面の認識

体性感覚を使った別の訓練として，患者に運動覚情報を使って知覚してもらった運動軌道が，どの平面で行われたものかを認識してもらう課題がある．

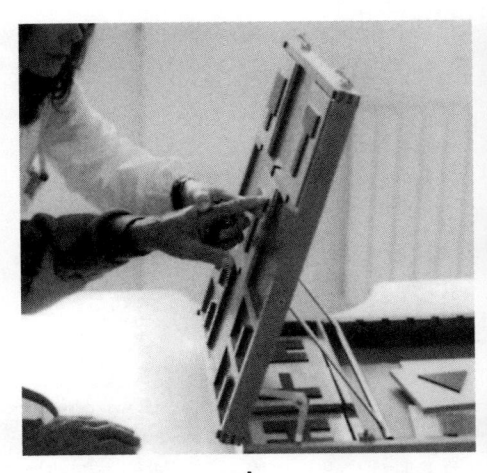

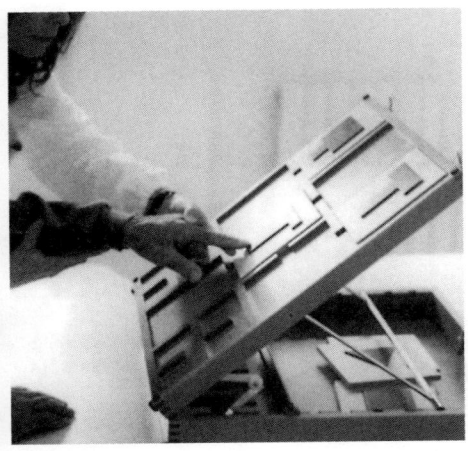

第Ⅱ部　失行症の諸問題に対するリハビリテーションアプローチのために

図7　体性感覚を使った訓練（運動平面の認識）

　この訓練で使うのは，タブレットとそれに載せるレリーフ（浮き彫り）状の図形が描かれたパネルである．セラピストは閉眼した患者にこの図形をなぞらせる．
　患者の身体に対するタブレットの傾きを変え，それぞれに1とか2などと対応する番号をつけておく（図7-A，図7-B）．
　この課題のポイントになるのは，図形の認識ではなく図形が置かれた運動平面を認識することである．
　中枢神経系がここで解決しなければならない問題は，複数の関節に正しく役割を振り分けることと複数の関節を調整して使うことで，そこから得られる総合的な求心情報で運動平面の特性を示せるようにすることである．
　患者の中には，問題を簡易化するストラテジーとして，肘関節の伸展の程度に最大の注意を向けるという方法を選ぶ者がいる．平面の位置を"マーキング"するためにこのような距離情報を使うのである（距離が短ければ傾斜度は少ない，距離が大きくなると傾斜度が大きいと判断する）．
　このような戦略を防止し課題の難易度を保つためには，訓練中に患者の身体と傾斜版との距離を患者に見せることなく変えればよい．そうすればこのような代償は有効でなくなる．

II-3 失行症患者のための訓練仮説

構造—概念の変換

　体性感覚を使った訓練としては,「対象の本質的な構成要素」と「ある一定の文脈内におけるその意味」の変換（Rothi ら 1995）を行う能力の回復を促すものも必要となる.

　あるひとつの動作で使われる複数の関節は,「身体」と「認知しようとする対象」の空間関係に応じた相互的な役割をもつことになる.

　たとえば, 患者の身体の近接空間で, 前額面に置かれたレリーフ図形を認識するという課題では, 肩からの情報が辺の長さ（対象の本質的な構成特性）の知覚, 特に横の辺の知覚にとって決定的なものとなる.

　同じ図形を用いた訓練でも, 患者に対して矢状面に図形を設置すると（図8）, 図形の辺を"測定"する探索作業は, 肘関節の屈曲・伸展により保証されることになる.

　認識する図形の一部が, 2つの異なる関節からの情報をもとに分析されるのである. 通常, この2つの関節は対象の探索において果たす機能が異なる（肩は主として方向に関する課題を担当し, 肘は身体からの距離の情報を担当している）.

　患者に対し, 2つの異なる平面状に置かれた, 形は同じでも大きさが異なる図形を比較するよう要求すると, 中枢神経系は前額面について肩で知覚した情報を, 矢状面では肘で

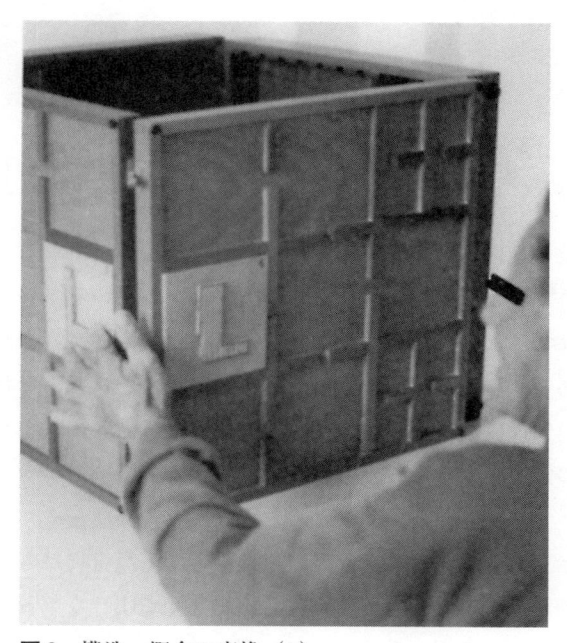

図8　構造—概念の変換（I）

| A | B |

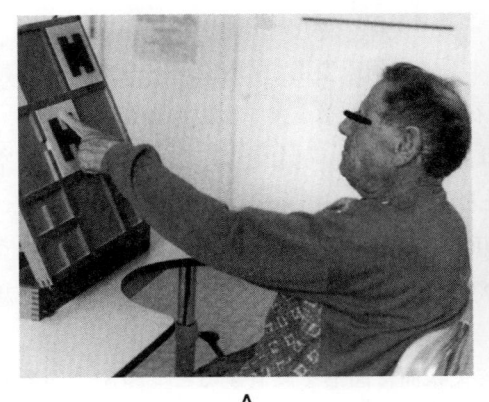

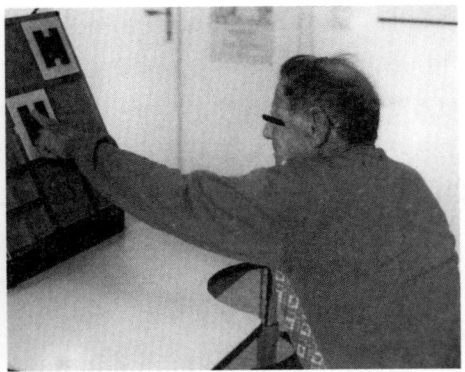

図9 　構造—概念の変換（Ⅱ）

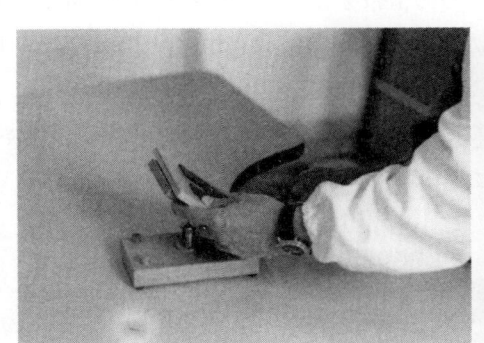

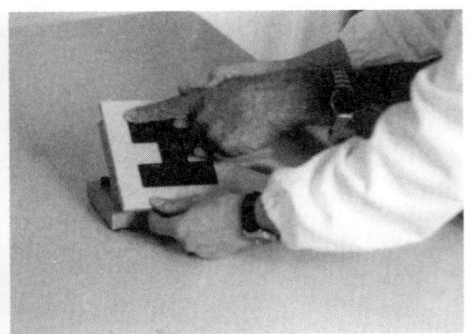

| A | B |

図10 　構造—概念の変換（Ⅲ）

知覚した情報に変換しなければならない．

　上記の課題においては2つの関節が主要な役割を果たしているが，この（触覚に誘導された）運動覚での探索は，当然ながら，運動連鎖の複数の構成要素が調整された結果として出現するものであり，運動はこの2つの関節のみに限定されているわけではない．

　物体の構造特性の分析における関節の役割については，同じ訓練において，対象物の置かれた面と身体との距離を大きく変えることでもうひとつのバリエーションをもたせることができる．

　このようにすると，同じ辺，たとえば縦の辺を探索する場合には身体に近い面上での探索では肘関節の役割が重要になり，上肢の長さに相当するような離れた面上での探索では肩関節あるいは体幹からの情報が重要となる（図9-A，図9-B）．

II-3 失行症患者のための訓練仮説

　いずれにせよ，神経系プロセスのダイナミクスそしてイメージを使うことが，ある対象物の形状（概念）が，空間における位置が変わっても特性（構造）の探索に使われる関節が違っても，同じものとして認識されるための基本となる．

　認識する対象が設置される板の傾斜や距離だけでなく，その向きを変えてもよい．また手根や手指の関節を使うことで，関節間の相互関係をさらに複雑にしていくこともできる（図10-A, 10-B）．

　失行症の患者は複数の関節に正しい役割をダイナミックに振り分けることが難しいと考えられるため，このようなタイプの訓練が有効ではないかというのがこの提言の基礎となる仮説である．

　このような訓練を行う患者を観察したところ，失行症の患者の中には，後半のグループの訓練よりも前半のグループの訓練に困難をきたす患者がいることが一部確認された．後半のグループの課題では，個々の関節に対する注意の要求が限定的でないためであろう．

　どの課題が難しいかはおそらく損傷を負った部位で異なり，よりグルーバルで複数の関節の役割が固定的かつ動的特性の少ない「構造—概念変換の課題」の方が難しいという患者もいる．

　この種の問題が，運動学習の過程に明らかな影響を及ぼしていることは間違いない．運動学習は，身体の外界に対する位置関係や身体のある部位と他の部位との位置関係が変化しても，対象となる物体を同じ物として認識できなければ成立しないからである．

参考文献

Luria AR：Le funzioni corticali superiori nell'uomo. Giunti e Barbera, Firenze, 1967.
Magnusson P：Il trattamento riabilitativo nelle aprassie：proposte per la compilazione di una cartella riabilitativa. Riabilitazione e apprendimento 16：155-170, 1997.
Perfetti C：Aprassia e organizzazione motoria. Riabilitazione e apprendimento (i.c.s.), 1997.
Rothi L, Ochipa C, Heilman K：A cognitive neuropsychological model of limb praxis. Cog Neuropsychol 8：443-458, 1991.

Ⅱ-4　失行症に対する認知運動療法
L'esercizio Terapeutico nella aprassia

　失行症患者に対する訓練（Marchetti 1997, Biblioteca A.R. Luria 1997, Pantè, Rizzello と Perfetti 1998）は患者の抱える問題に応じて以下の2つのグループに分類することができる．

グループ1
―動かされる関節の認識
―動作に使われる複数の関節の空間的・時間的関係の認識
―運動イメージを使いながらの指示されたポイントや到達ポイントの認識
―動作が遂行される空間平面の認識

グループ2
―空間の複数の面における図形の認識
―身体からの距離や方向が異なる複数の面に置かれた図形の認識
―接触タイプの訓練
―手指の間の空間的・時間的関係の認識

　グループ1では，自分の身体内における関係性の認識が主要な課題となり，グループ2では自分の身体と外部世界との関係性の認識が主要な課題となる．

グループ1の訓練：身体内における関係性の認識

　グループ1の訓練は，いわば「準備訓練」とみなされる．ここでは患者に図形を認識させることはしない．そのような認識訓練は失行症のような障害に意味があるとは考えられないからである．患者には，身体の個々の限られた部分の運動について，主に運動覚的情報および空間的情報を使って解読を行うことが要求される．
　このような訓練によって，失行症患者が環境との相互作用を構築するために自分の身体を使えるように，また接触情報のような複雑な情報を将来使えるように準備することが目的となる．
　これは，失行症の患者が訓練を遂行する場合にもっとも苦労する点のひとつが，認知問題を解くための情報処理をどのようにすればいいのかがわからないという点にあるためである．
　第1のグループで提言されている治療状況が，はたして「本当の訓練」になるのかどうかという疑問もある．確かに，これらは抽象的な状況であり，世界との本当の意味での相互作用を作り出すものではない．しかし，患者の注意能力に働きかけていく契機になるという点で有効ではないかと推定される．一般的に，失行症患者は選択的に注意を向けることが困難であり，どこに注意を向けたらいいのか，どの情報が有効なのか，どのようにしてその情報を使ったらよいのか，どうして重要な情報とそうでない情報とがあるのかなどがわからないからである．
　「注意」という問題は，失行症において中心的なテーマのひとつである．そこで，ここで提案している訓練を行う際には，いくつかの指針あるいは前提条件が必要と思われる（実際的には，このような指針も訓練の一部になっている）．それは，以下の2点である．

　—言語を使いながら患者の注意を喚起する．
　—身体を示す言語を使う．

　言語はそれ自体が問題状況をつくりだすツールになりうる．また同時に，患者の「口頭による解答」／「運動による解答」をもとに病理を解釈することもできる．失語症患者が使用する言語も研究の対象となる．通常，失語症患者の言語は曖昧で不正確であり，運動行動を遂行しているときの自分自身への指示言語として的確ではない．

そこで，以下に続く訓練においては次の点が重要となる．

a. エラー

運動，知覚および認知面でのエラーだけでなく，患者の言語上のエラーにも注意する．患者が犯す言語上のエラーは，訓練で提示された問題を解決するのに必要な数々の心的作業を行う中で，患者の中枢神経系に難しい／不可能なのはどの作業なのかをある程度明らかにするからである．また，エラーをもとに病理を判定したり解釈することもできる．病理の解釈を積み重ねていくことで，いずれは失行症を複数のタイプに分類し，それぞれに対する訓練を考案していくのが我々の目標である．

b. 予備訓練

訓練の目的を達成するためには，患者の注意に"働きかける"ための言語，あるいは動作のための予備訓練が必要となる．予備訓練（これも実は訓練なのだか）とは，適切な介助を行うことで，患者の中枢神経系にとって難しい作業でもそれを遂行できるようにすることである．

c. 運動イメージ

リハビリテーション専門家が適切な言語を使うことで，患者に運動イメージを生成させたりそれを改善させたりすることが可能となる．

d. 身体部位

どの身体部位に適用できるか，どの身体部位を訓練で使わせるか．

動かされる関節の認識

第1段階の訓練の方式に準じて行う．セラピストは，まず課題を詳細に説明したうえで，ひとつの関節しか使わない運動（屈曲／伸展，外転／内転）を患者の身体に行い，患者はどこに移動が起きたかを認識する（図1）．

最初，患者は開眼して動作が行われるのを見ていてもよい．

特に最初は，言語に問題がない患者でも課題を理解できない場合がある．奇妙な要求に困惑しているように見えるし，セラピストが肩を屈曲／伸展させると，患者は「動いているのは手だ」と答えたり，やはり肩関節を外転／内転させると，「肘関節が動いている」

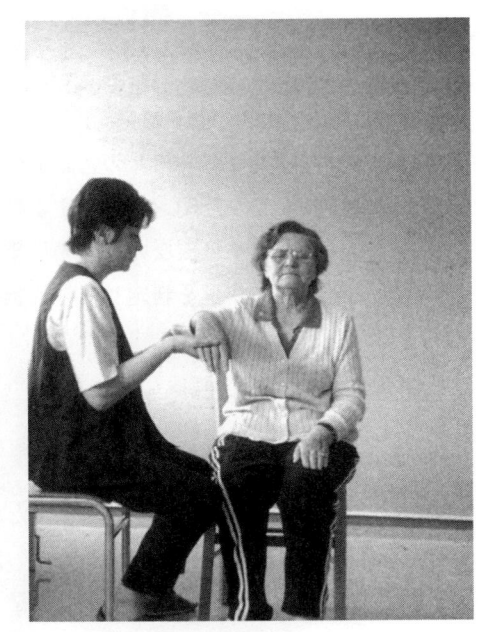

第Ⅱ部 失行症の諸問題に対するリハビリテーションアプローチのために

図1 動かされる関節の認識

と答えることが多い．手や肘といった身体部位が，動いているのがもっとも見えやすい部分だからであろう．重篤な場合，患者は何度運動を見ても答えることができない．

　このような場合は，動作の運動覚的な特性に注意を向けさせるための予備訓練を行うと有効なこともある．予備訓練としては，セラピストが患者に行った運動を表した図像と，それと少しずつ差異（変数）をつけたいくつかの図像を使った訓練などが考えられる（Marchetti 1997）．当然，言語を適切に使って患者の注意を誘導することは常に重要となる．言語を使うことで，患者の注意をもっとも重要な変数に向けさせるのである．言語に動作を伴わせて説明することも，患者の課題の理解に役立つことがある．たとえば，患者の頭部を動かす関節の方に向けてやったり，対側の手で動いている箇所を触らせたりすることも重要と思われる．同時に，言語を使って，上肢のある部分が動いている／変化しているときに，"他の部分は変化しない"ことに気づかせることも重要である．上肢の一部は"ギプスで固定されたような"状態かもしれないが，患者が運動を感じることは可能である．運動を「継手」や「蝶番」といったイメージに喩（たと）えることも，患者の理解を助けるひとつの方法である．言語や動作の助けを得ることで，患者の注意は動いている／止まっている身体に対して向かうようになる．

患者の理解に特に問題がないときも,「ガイド」としての言語が重要となる.運動イメージを使い,動いている関節だけでなく,左肢に対する右肢の動き方(方向,距離,速度,柔軟性,軽さ,運動範囲など)を認識させることもできる.この場合,セラピストの言語は,患者が運動イメージを構築するうえでの補助となる.どのような知覚痕跡を記憶しイメージすれば四肢が情報を受ける準備ができるのか,情報を精緻化することができるのかといった点を整理していくうえでの補助となるからである.

この訓練で使われる身体部位は上肢あるいは下肢であり,肢位としては仰臥位,座位,立位などで実施できる.

動作に使われる複数の関節間の空間的・時間的関係の認識

第1段階の訓練の方式に準じて行う.前述の訓練よりもこちらの方が難しいが,その理由は,ある特定の部位で運動が行われたか行われなかったかという問題ではなく,動作の中で組み合わされて使われる複数の関節間の空間的・時間的関係を問題にする訓練だからである.

*空間的な関係:右肢がどこにあるかを認識し,できれば対側の上肢あるいは下肢を同じ状況にもっていくという課題がある.この課題で患者が要求されるのは,肩・肘・手あるいは股・膝・足といった複数の関節間の高さ・距離・方向の関係を分析することである.

*時間的な関係:ここでの課題は,遂行された運動においてどの関節が最初に動いたかを認識することである.

a. エラー

患者がどのようなエラーを犯すかは症状の重さによって変わってくる.たとえば,完全に動作の模倣を間違え,自分の分析が正しかったかどうかさえまったく問題にしていないように思われるケースもある.また,患者はさまざまな試みをするが,正しい空間的・時間的なシークエンスに沿って関節を動かせないことを自覚しているケースもある.さらに,対側肢を求められた位置にもっていくことはできても,たとえば肩と肘の位置は考えるものの,手の分析はなおざりにしてしまうケースもある.

運動分析におけるエラーは,患者の言語の中にも認めることができる.患者が使う言葉

第Ⅱ部　失行症の諸問題に対するリハビリテーションアプローチのために

に注意すれば，患者がどのようなエラーを犯しているか理解できる．

　たとえば，このタイプの訓練を実施しているときの患者とセラピスト間の会話の一部を紹介しよう（以下，患者＝患，セラピスト＝セ）．
　患：運動がどこから始まるのか認識できません．肩が私の腕をこんな風に動かしているのか，それとも手なのか，肘なのかがわかりません．（患者は正しく自分の困難を説明している）
　セ：どの方向に向かって動いたかが肩でわかるのですか？　何のことを言われているのですか？
　患：ここからです．前の位置からどこに向かっていくかに注意しようとしています…．（言葉が曖昧になる）
　セ：「どこに向かっていく」というのはどういう意味ですか？　普通，自分の手がどこに向かっているか知るためにはどうするでしょうか？　自分の前にある何を基準にするのでしょうね？
　患：実をいうと，今の位置ももうわからないのです．先生が私にさせている運動に注意して，それで理解しようと努めています．（身体内・外の基準の欠如）
　セ：自分が動かされたのを感じるときに，自分の身体のある部分が動いているという感じはありますか？
　患：いいえ．先生がこうやったのは感じます．だから，先生がしている運動を全部私も感じます．（再び曖昧な説明）
　セ：どうですか？　手は私の前にありますか？　胸の高さにありますか？　同じ運動を私はいろいろなやり方であなたにさせることができますが，あなたはそれをどうやってわかるのでしょうか？
　患：わかりません…．
　セ：あなたは「先生が私の肘を曲げていると感じる」と言ったけれど，私はあなたの肘をこんなふうにも曲げられるし，またこんなふうにも曲げられるのですよ．（セラピストは患者の肘を曲げた状態で肩を回し，手をさまざまな高さに動かしている）
　患：そうではなくて，感じるのです．運動が始まる時点で先生がどの方向に動かそうとしているか感じとろうとしているのです．
　セ：私はあなたのどこを持って動かしているのでしょうね？
　患：私の腕です．（区域に分けての分析ができていない）

Ⅱ-4 失行症に対する認知運動療法

セ：手はどうですか？
患：全部です．もし先生が腕をそんなふうに動かすと，どうやって感じたらいいかわかりません．
セ：手を基準にしませんか？　自分の手はどこにあるのだろうというような基準は使いませんか？
患：使いません．
セ：手がないみたいなんですか？
患：どうやって説明したらいいかわかりません．
セ：もし私が腕をこんなふうにすると，その位置をあなたに知らせてくれるのは何？　肩？　それとも手？
患：肩です．そして手が回っているのがわかります．
セ：今度は？
患：肘です．
セ：どうしてそうわかるのですか？
患：曲げられているからです．
セ：腕全体はどんな具合になっていますか？
患：手が床の方に向いています．
セ：あなたの身体に対してはどうなっていますか？　床の方というのはこれもそうだし，これもそうですよね…．（セラピストは肩を屈曲・外転方向に動かして，手をさまざまな方向にもっていっている）
患：手は腿（もも）の上です．（正確な分析の試み）
セ：「腕が曲げられた」という情報にだけに注意するのでは充分でないことがわかりますか？
患：私は運動の始まりを（分析の）目安にしています．
セ：運動の終わりは？
患：先生が私を曲げているのを感じます．（再び曖昧な説明になる）

　この例にみられるように，患者の言語は患者の思考を理解するうえで大変重要である．またセラピストが自分の言語を介して患者の注意に働きかけ，動作の分析やその内容のチェックを促す必要があることもわかる．
　左肢で右肢の位置を模倣することができない患者では，訓練中に患者の分析を言語で導

いていくことが有効なこともある．たとえば，肩に対して手や肘が高い位置にあるか低い位置にあるか，手の高さは肘の高さと同じかどうかというような質問をすればよい．

分析が正しく行われてから，左肢を右肢と同じ位置にもってくるように要求する．

b. 予備訓練

空間的な関係の訓練でも時間的な関係の訓練でも，患者は予備訓練で複数の関節がそれぞれ異なる形で動くことに注意を向ける訓練を受けている必要がある．

c. 運動イメージ

運動イメージを使うと，動作に使われる複数の関節の関係にさらにバリエーションをもたせることができる．

d. 身体部位

この節で提示した訓練は，空間における肢位を変えながら，上肢と下肢の両方に応用することができる．

運動イメージを使いながらの指示されたポイントや到達ポイントの認識

第1段階の訓練の方式に準じて行う．まず，患者からある方向に一定距離をおいた点にいくつかのポイントを設定しておき，セラピストが患者の左肢（健側肢）をとって，そのひとつへのリーチあるいは指示（指差し）を行わせる（図2）．

次いで，患者は健側肢で運動イメージを想起し，イメージ上のリーチあるいは指示運動が，実際に動かされたときと同じ運動幅・方向・距離・速度・滑らかさで行われたかどうかを認識しなければならない．さらに，それと同じイメージが患側肢にも生じると仮定し，実際に患側肢を他動的に動かされたときに生じる感覚とそのイメージとの差を認識する．

a. エラー

ここでも，失行症患者は自分の肢の各部の関係をかえりみず，たとえば手のみに執着するといった現象がみられる．したがって，動作の方向を認識できても手の位置の高さを間違えたりする．あるいは，空間パラメータだけしか考慮していないため，運動の滑らかさや速度といった運動の特性をかえりみない傾向がある．

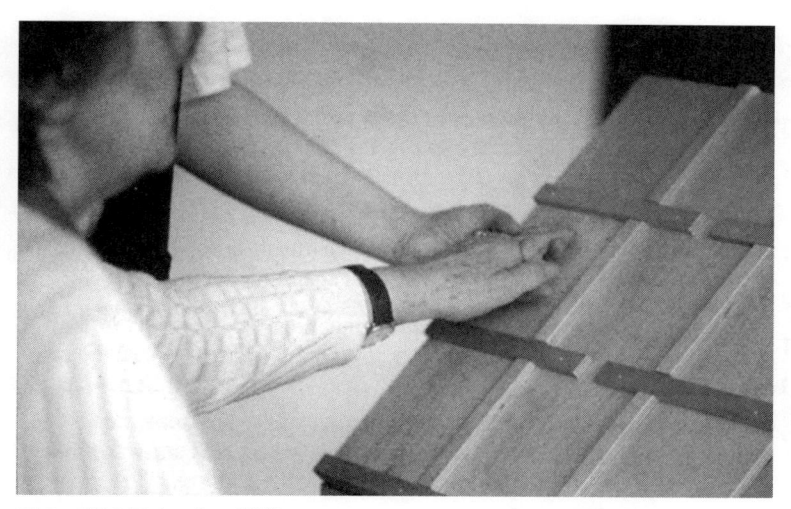

II-4 失行症に対する認知運動療法

図2 到達ポイントの認識

b. 予備訓練

第1グループの訓練は順序だてたシークエンスとなっており，この訓練を受ける患者は，それ以前に前節の訓練で準備を行っておく必要がある．

c. 運動イメージ

言語を使うことで，患者の脳の中に運動イメージあるいはそれが生み出す感覚を構築していくことも狙いとなる．運動をイメージできれば，患者は右肢の実際の運動がイメージに"導かれる"ことになり，知覚仮説と実際に運動を遂行したときの知覚との差を認識できるようになる．

これから行われようとする運動についての意識的な運動イメージを構築するためには，使われる言語が正確であることと，患者が注意を向けなければならない部位を具体的にあげて指示することが重要になる．

たとえば，上記の訓練を行うときの言語指示の例として次のようなケースがあげられる．「左の手が腿（もも）の上から離れてある一点に向かうのを感じてください…あなたの顔に対してどの高さで止まったか感じてください…肩を感じてください…肘を感じてください…この2つがどのようになっているか感じてください．これからもう一度同じ運動を繰り返します．今度は腕を持ち上げたときの"軽さ"にも注意を向けてください…運動が滑らかで途切れがないことに気づくことができましたか？」

当然ながら，左肢の正しい運動イメージが作れるようになるためには「練習」が必要であり，それができてから右肢の運動との比較作業を始めるとよい．

患者の作製したイメージとセラピストが動かした患肢の運動時の知覚とに差がある場合，単に差があるというだけでなく，それがどのような質の差なのかを患者に言語記述させることも有効である．なぜなら，セラピストの「エラー」もさまざまなレベルで起こりうるし，その場合，患者は動作の複数の要素に注意を向けなければならないからである．

d. 身体部位

この訓練も，上肢・下肢ともに応用できる．座位で行うのが好ましいが，可能なら第2段階の方式に準じて訓練を行ってもよい．

動作が遂行される空間平面の認識

第1段階の訓練の方式に準じて行う．この訓練では空間における3つの面，前額面・水平面・矢状面がとりあげられる（図3）．

セラピストは患者の四肢を保持してある図形の輪郭を触らせる．この図形はあらかじめ患者に見せてあり，上記の3つの面のどこかに置かれている．

この訓練では，手指の指腹あるいは足底のある部分からの接触情報も介入してくる．

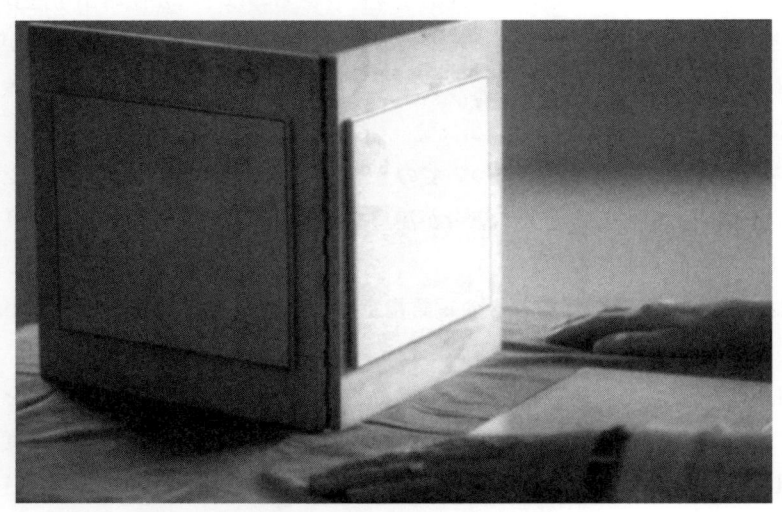

図3 空間平面の認識

II-4 失行症に対する認知運動療法

　患者は，複数の関節間の関係や移動をもとに，どの平面上に図形が置かれているかを認識しなければならない．

　最初に使う図形は正方形である．正方形は辺の平行性と直角性が特徴的であり，患者がよく知っているだけでなく記憶しやすい図形である．

a. エラー

　患者がまだすべての要素を把握しきれないケースもある．もっともエラーが起きやすいのは水平面と矢状面の区別である．どちらの面でも，そこに置かれた図形を触るとき肘は伸展している．しかし，手の向きはまったく異なる．

　このような場合に課題やエラーを説明し，患者の注意を必要な方向に向けるために重要になるのが言語である．

b. 予備訓練

　患者はすでに前述までの訓練を予備訓練として行っている．そこで患者に，どの面上に図形があるかによって図に触ったときに関節の動く方向が異なること，複数の関節の関係がそのつど変わることを思い出させる．

　たとえば，「机の上（水平面）に図形が置かれているときには，まず肩が動き，次に肘が伸びます．それから肩が開いて最後に肘が曲がります．図形の縁をたどっている手指はずっと図形と接触していて，その位置は常に肘より下にあります．正面（前額面）に図形が置かれているときは肘の角度は変わりません．動くのは肩です．手指は常に肘よりも高い位置にきます．横の面（矢状面）に図形が置かれている場合は，手が外側に回転（前腕回外）しますが，これは大切な情報です．ここでもまず肩が動いてそれから肘が動きます」．

c. 運動イメージ

　平面の認知には運動イメージが有効である．患者は，空間的な観点からも時間的な観点からも，あらかじめ移動を感じることができるからである．

d. 身体部位

　この最後の訓練も，第1段階の訓練の方式に準じて下肢にも上肢にも応用することができる．

グループ2の訓練：身体と外部世界との関係性の認識

第2のグループの訓練はさらに"複雑な"ものとなる．患者は，これまでの訓練で獲得してきた能力を活用して環境に相互的に働きかけ，複雑な情報を獲得しなければならない．

失行症患者の問題である「解離」そして「錯行為」（Perfetti 1996）は，患者が自分の身体内での関係構築を行おうとする（身体内で運動覚的な関係を構築し，空間内でそれらの関係を筋収縮に組織化する）場合のみならず，外部世界との関係を構築しようとする場合にも現れる．

よって，患者がある対象との関係を組織化する能力を獲得し，その対象に意味を与えられるようになることが要求される（失行症の患者では，たとえばアルファベットの小文字について方向・角の存在といった複数の特徴を記述することはできるようになるが，それに意味を与えることができない．つまりそれを見分けられないことが多い）．

また，患者が対象との正しい接触関係を構築できるようにする必要もある．失行症患者の場合，手指と物体との接触を保つのが困難なケースがよくみられる．つまり，身体と物体との適切な関係をつくりだせないのである．物体の上で手指を滑らせるためには，方向，距離，手の向き，圧をかける向き，上肢や手指の筋収縮の強度などが関わってくる．また，物体の輪郭をなぞるという能力には，使う関節を正しく選択できるか，それらの関節間の空間的・時間的な関係を的確に構築できるか，正しい筋収縮を選択できるかという問題も関わっている．筋収縮は物体の硬さや抵抗によって，またその動作に与える意味によって変わってくるのである．もし，このような一連の組織化プロセスが変質してしまうと，接触は困難あるいは不可能となる．

第2グループの訓練を行うにあたり，再び次のような患者の問題が浮上してくる．
＊注意が向けられない
＊もっとも重要な要素に対して選択的に注意を向けられない．
＊ひとつの要素から他の要素に注意の方向を移すことができず，最初の要素にとらわれる．

訓練の主要なツールとして使われるのは，ここでも認知問題，言語，運動イメージであ

II-4 失行症に対する認知運動療法

る．運動イメージの使用は次のような目的で提案される．
 ＊動作をシミュレートし，運動の空間的な組織化を助ける．
 ＊知覚を予測する，あるいは知覚仮説の的確な構築をめざす．

　失行症患者は，「自分の身体」，「運動」，「身体部位間の空間的・時間的関係」，「接触する物体を構成する複数の要素間の空間的・時間的関係」について的確なイメージを構築することが困難である．それだけでなく，どうしてできないのかが理解できないし，エラーを犯してもどこにエラーがあるのかがわからない．
　運動イメージを使って的確な知覚仮説が構築できれば，それをガイドとして，またこれから実際に起きる知覚のヒントとして用いることができる．
　もし，患者が運動モダリティ（運動覚のモダリティと空間のモダリティ）をイメージできれば，また世界との関係構築に必要なモダリティ（どの関節を使うのか，それがいつどのように運動に参加してくるのか，どのようなシークエンスで行われるのか，運動あるいは接触で何を感じるのか）をイメージできるのであれば，物体との関係構築の実際場面で大いに助けになると予想できる．
　失行症患者は動作の遂行に使われる関節の数を減じる傾向にあるが，運動イメージを使うことで関節の数を正しく選択し，正しい順番でそれらを使い，さらにその使い方に変容性をもたせられるようになるはずである．
　また，運動イメージを使うことで，失行症患者に特有な「知覚の不安定性」（同じ物体が，置かれた面や距離が異なることで"違うもの"として認識される）という問題が克服できる．運動イメージを使うことで，複数の状況の中で同じ物体を知覚するときに，身体各部の空間的・時間的な関係が異なっても，その情報を適時変換することができるようになるはずである．
　第2グループの訓練を遂行するにあたり，失行症患者にみられる問題はおよそ以下のようにまとめることができる．
 1. 物体についての認知問題の構築とそれについての情報処理．
 2. 運動あるいは身体の細分化を用い，物体を認識するために重要な要素に対して注意を向ける能力．
 3. 物体から情報を獲得するために身体のどの要素を使うかの把握．
 4. そのような身体要素を物体に関連づけていく能力（運動覚的・空間的・接触的な関係）．

第Ⅱ部　失行症の諸問題に対するリハビリテーションアプローチのために

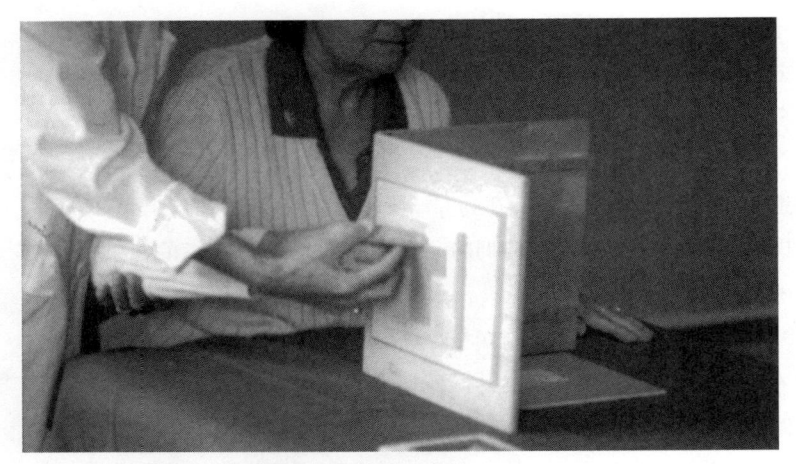

図4　空間の複数の面に置かれた図形の認識

空間の複数の面に置かれた図形の認識

　セラピストは課題を詳細に説明したうえで，閉眼した患者の手あるいは手指を把持し，2つか3つの図形のどれかの縁をなぞらせる．これらの図形は，それぞれ異なる空間平面（水平面，矢状面，前額面）に置かれている．患者は触った図形がどれかを当てるか，あるいは触った図形がどの面にあるのか，あるいはこの2つの問いに同時に答えなければならない（図4）．

　a．エラー

　このような新しい状況が提示されると，失行症患者は，（言語障害がなくても）再び課題が理解できない可能性がある．たとえば，課題を理解したと言った後で，まったく的外れな質問をすることがある．

　あるいは，視覚的にはTとLの文字を言い分けることができるのに，閉眼するとこの2つの図形をどう認識していいのかわからないというケースもある．「この文字ともうひとつの文字はどこが違うのか？」，「手指で図形をなぞることでどうして違いがわかるのか？」，「自分の運動を通じてどのような情報を求めなければいけないのか？」というような自問ができない．したがって，セラピストは，患者が上記のような問いかけができるような形に患者を導かなければならない．

　失行症患者が2つの文字を区別するのに有効な要素を選択できず，大まかな「大きさ」に頼ることもある（「こっちは太くて，もうひとつの方は細い」など）．「線の長さ」，「線

の向き」,「線をなぞるのにかかる時間」といったような要素が文字を認識させるということが理解できないのである．一方で，患者は，ひとつの線が長いか短いか，縦線か横線かは答えることができる．

　図形との接触を維持できず，第1段階の訓練の方式で図形の縁に沿ってセラピストに自分の手を導いてもらうことすら難しく，硬直した状態になることがある．一方，第2段階の訓練方式に準じて，患者が自分で運動を行う場合には，手指があちらこちらの方向に向いてしまい，動かすのが肩だったり，肘だったり，手根だったり，手指だったりするため，やはり物体との接触を失ってしまうこともある．正しい関節を使っていても，運動の方向や距離や速度を間違えることもある．

　角の存在は知覚することができるが，そこで方向を変えなければならないことがわからず，図形の縁との接触を維持することなく手をボードの上にさまよわせることもある．

b. 予備訓練

　このようなケースには予備的な訓練を行ってみる．問題が複雑になっているのは，注意を払わなければならない要素が多いことに原因があることもあるので，段階的に訓練を進める必要があるためである．次のような形で段階的に進めるのが適当と思われる：

* 空間上のあるひとつの面に置かれたボード上で，文字あるいはシンプルな形状を2つか3つの中から認識させる．
* 空間上の複数の面（前額面，矢状面，水平面）で，あるひとつの形状を認識させる．
　患者は面が変わっても形状が同じであることを認識しなければならない．
* 形状をあらかじめ示しておき，それがどの面に載せてあるのかを認識させる．
* 複数の面上で，置かれているのは2つの形状のうちのどちらかを認識させる．
* 2つあるいは3つの形状の中のどれか，置かれているのはどの面かを認識させる．

　患者は3つの設定うちのひとつをイメージする．たとえば，水平面なら，そのとき上腕はどのような状態にあるか，手と肘と肩の関係はどうなっているか（どれが一番高い位置にあるか，どれが一番低い位置にあるか），手は自分の身体の近くにあるのか遠くにあるのか，肘はどうなっているのかをイメージする．さらに，形状との接触をイメージし，接触の"軽やかさ"や運動の滑らかさもイメージする．

　運動イメージを使う他のケースと同様に，患者はまず健側肢が遂行する運動をイメージし，次にそのイメージを右側に移行する．つまり，左上肢で知覚したものと同じ感覚を右

上肢で形状の縁をなぞりながら知覚しているようにイメージするのである．このような作業の後，セラピストは患者の患側肢を支持して3つの設定のうちのひとつで形状を触らせる．患者は知覚したものがイメージしたものと同じか違うかを答えなければならない．つまり，イメージした感覚と実際に知覚した内容を比較するのである．これができるためには，患者はセラピストの介助に従い，使用する関節を選択して筋収縮を調整し，手指でとどこおりなく形状をなぞれなくてはならない．

　課題の難易度を段階づける以外にも，形状の差異を決定づけるもっとも重要なパラメータはどれなのかを考えさせ，それを言葉で言わせる，あるいは言語へのコード化が難しいようなら手指で示してもらうという作業を行うことも有効である．
　なぞり始める点を決めておいて，その点から始めてどこに差異があるかを分析するのが有効なケースも少なくない．
　辺の長さが最大の識別要素となるが，長い・短い，あるいは上・下，そして右・左，内・外という概念自体が理解されていない場合も多い．長い・短いという概念から始めて練習していくのが有効な場合もある．たとえば2センチの棒と6センチの棒を使い，文字の「T」と「L」は長い辺と短い辺をさまざまな方向に組み合わせた空間的・時間的バリエーションなのだということを患者に理解してもらう（左上の角から始めて右に患者の指を動かせば，注意は上の横辺の長さに向けられる．「T」の横辺は長く，「L」の横辺は短い）．
　最初は注意を向けるポイントを1～3程度の要素に絞る必要がある．
　患者が注意を向けなければならないもうひとつのパラメータは角であり，角を知覚することにどのような意味があるかということである．角に到達しても物体との接触を失うことなく縁をたどっていくという要件をストラテジーとして活用するのである．
　患者が，"辺が終わった"という情報がどのような意味をもつのか理解できるように導く必要がある．患者は，「なぞり始めてからどのくらいの時間がたったか？」，「私の肩はどのくらい動いたか？」に注意しなければならない．
　患者が，"角"が方向の転換を意味することを理解できるように導いていく必要もある．次にどの方向に進むのかがどのようにしてわかるのかを理解してもらわなければならない．

c. 運動イメージ
　動作や言語をあまり使用しないでできる介助の代表は運動イメージを使うことである．

II-4 失行症に対する認知運動療法

　運動イメージを想起しそれを言語記述することで，ある図形の漠然とした表象を特定の運動イメージへと変えることができるし，その結果，その図形内の関係を構築する要（かなめ）となる要素に注意を向けることができるようになる．運動イメージの使用が有効なのは次のような場面である．
　＊問題の構築と解決
　＊右肢での知覚の予測
　＊図形認識のために身体内部で生じる体性感覚の関係構築

　患者は自分が構築したイメージを言葉で説明することにより，患側に自分で指示が出せるようになる．
　運動イメージする内容は以下のようなものである．
　＊接触（「手指が水平面で滑るのを感じます」，「角を感じます」）
　＊移動量，あるいは移動に要した時間
　＊どこ（肘や肩）が動くのか，それらはどのような順番で動くのか．
　＊移動の方向

　運動イメージは，たとえば次のような形で活用することができる．
　健側肢で物体を部分ごとに触らせ，それが集まってひとつの図形の特徴となっていることを知らせる．次にその形状を運動イメージしてもらう．たとえば，「1番目と2番目の線をきちんと感じとるようにしてください．手指を滑らせている線の長さに注意してください．どのくらい時間がかかるか，体のどの部分が動いているかにも注意を払ってください」，「角を感じ取ってください（それは方向が変わるというしるしです）」，「方向を感じとってください．テーブルの方ですか，それとも天井の方ですか？」（「上の方」，「下の方」という言葉だと解読が難しいことがある）．
　「想起した運動イメージを言葉で述べてください」と要求をすることで，これから知覚していくものの特性を組織化し予測することができる（短期記憶に何があるかを調査する）．
　次に，図形を指で触っている運動イメージを患側肢に移すように要求し，「肩，肘，手首が何をしているかイメージしてください．どんな運動をしているか，どのくらいの距離を動くか，どのくらい時間がかかるか，角に行きあたったときの感覚，運動の方向などをイメージしてください」などと注意を促す．

次に患者の患側肢を把持して形状をなぞらせ,「先ほどの運動イメージを思い起こしてください. そして運動している最中に感じるものが, 先の運動イメージと同じか違うかを感じとってください. 触ってもらう図形は2つのうちのどちらかです」と説明する.
　患者に実際の知覚と運動イメージとが同じだったかどうかを質問し, 違うと答えた場合にはどこに違いを感じたか聞く.

　運動イメージを使った戦略としてもうひとつ面白いのは, 両側肢を使って運動を遂行しているところをイメージしてもらうというやり方である. 両側での運動をイメージすることで, 正しいイメージが構築できたり, ときには正しい運動が出現し始めることもある. 進め方としては, 患者にまず健側肢で図形を知覚させた後, 右肢と左肢の両方で同時に図形のひとつをなぞっているところをイメージするよう求める. 続いて, 両方あるいは右側だけで実際に形状を知覚させる. 右手だけで触らせるときにも, 左肢も同じように動いているようイメージしてもらう.
　このような訓練をしてみた結果, 次のようなことが明らかになった.
＊患者自身も認めているが, 両側肢で同時に動作していることを考えることで運動イメージが想起しやすくなる.
＊一側肢のイメージだけを使った訓練に比べ形状の認識能力が増す.
＊筋トーヌスの調整も向上し筋収縮が出現する場合がある（第2段階の訓練での運動に追従できるようになる）. 放散反応や痙性の制御が起こり, 使われる関節も順番に正しく活性化されて関節間の空間的・時間的関係が向上する.
　これらの理由としては, 両側肢を使った運動イメージを想起させることで, 次のような能力が向上するからではないかと予想される.
＊患側についても自分で指示ができるようになる.「まるで健側が患側に付き添って」指示を出し, 結果や行為の遂行について迅速かつ詳細なチェックを行えるようになる.
＊触覚モダリティを的確に記憶するのも両側肢を使った運動イメージを活用したほうが容易である. 運動感覚や空間的・時間的観点から関節と筋との関係づけができ, それらの関係の統合を行うことができるようになる.
＊患者が図形を認識するために必要なパラメータを正しく知覚できるようになれば, 他の空間を使った訓練でもそれを維持するよう求める.

Ⅱ-4 失行症に対する認知運動療法

d. 身体部位

以上の訓練は下肢に応用することはできない．

患者の身体からの距離や方向が異なる複数の面に置かれた図形の認識訓練

この訓練は前述の訓練よりさらに複雑になる．複数の異なる面上の図形認識だけでなく，身体からその物体までの距離や身体に対する方向を決定している要素にも注意を向ける必要があるからである（図5）．

a. エラー

複数の関節を使うことで運動に変容性をもたせることができるが，失行症患者はこの変容性を狭めてしまう傾向がある．すなわち，関節をひとつだけしか使わない，あるいは複数の関節を使う場合も一度にひとつずつしか使わないため，運動が分断された形となってしまう．

面の認識よりも，パネルが置かれた位置や方向を間違えることが多い（たとえば，肩の運動で方向を認識することを間違えることが多い．おそらく，肩関節が視覚の制御下にない身体部位であり，動いても患者にそれが理解しにくいためと思われる）．

患者は同じ図形であっても，身体からの距離や方向が異なると，それを同じものとして認識することができない．

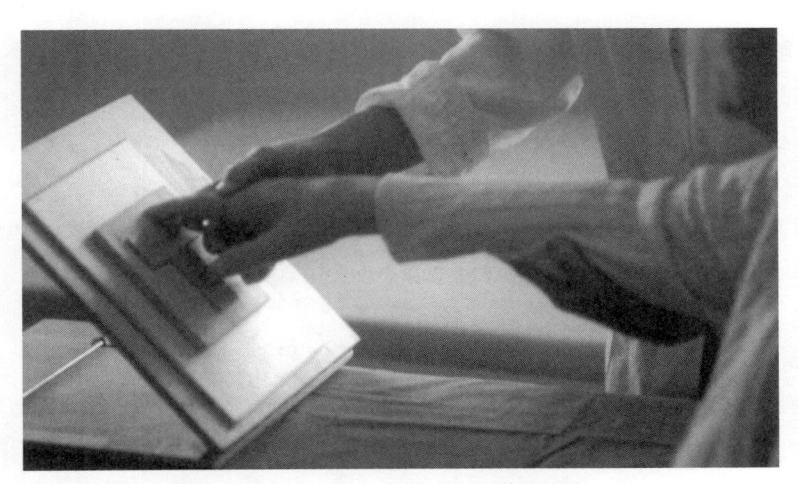

図5 身体からの距離や方向が異なる面での図形の認識

b. 予備訓練

自分の身体からの情報をどのようにして収集するかの予備訓練を行うことが必要になるケースもある．ある物体が近くにあっても遠くにあっても，右にあっても左にあっても，同じ物体であることが認識できるようにする練習を訓練として行う．

このような場合，第1グループの関節認識の訓練，複数の関節の関係を認識する訓練を，毎回の訓練時に繰り返し行うことが不可欠となる．それによって，関節間の関係に応じてどの平面かを解読できるようにしていく．

患者に問題を提示するときは段階的に難易度を上げていく．

最初は身体からの距離が異なる空間における複数の平面の認識から始める．患者がこの能力を獲得してから，身体からの距離や方向の異なる複数の平面における図形の認識課題へと進む．

c. 運動イメージ

このグループの訓練においても，運動イメージの活用化が知覚や運動戦略の構築を助ける．これは第2段階の訓練の方式に準じて訓練を行う場合も同様である．

d. 身体部位

このグループの訓練は下肢についても適用することができる．その場合は，図形の代わりに運動軌道や文字を使って行う．

接触：触覚表面の認識

手全体あるいは各手指に行う．

手掌あるいは手指の指腹を，それぞれ異なる特性をもつ複数表面（たとえば，ざらざらしたカーペット，粒子のあるカーペット，柔らかなカーペット，滑らかなカーペット，毛足の長いカーペット，毛足の短いカーペットなど）の上で滑らせる．手指の指腹で触らせる場合には写真で使われているような小さなものを用意する（図6）．

a. エラー

この訓練を行うにあたっての問題は，すでにこれまでの訓練で出てきた問題と同じである．

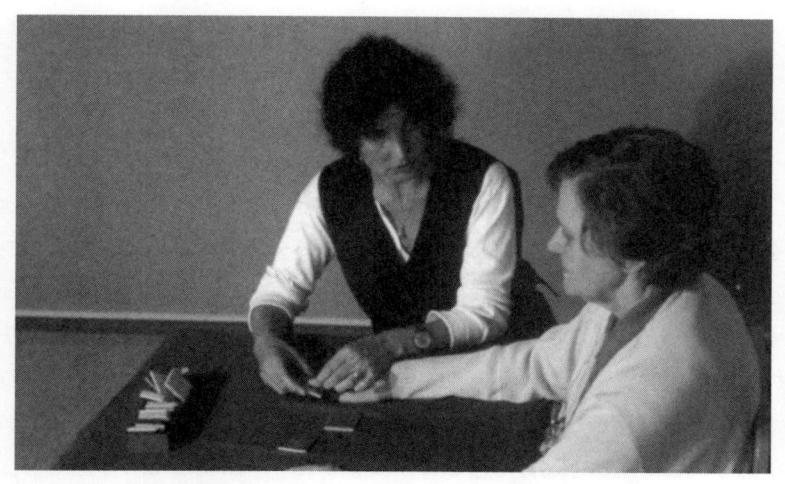

II-4 失行症に対する認知運動療法

図6 接触表面の認識

b. 予備訓練

多くの患者にとっては，第1グループの訓練を準備練習として実施することが有効であることが観察された．複数の指のうち，セラピストが動かした関節はどれか，あるいは指を滑らせて表面性状の認識を行うにあたり，それがどの面で行われたかを認識する練習を準備練習として実施する．

このような訓練の目的は，患者の注意をもう一度複数の関節の動きや，それら関節間の空間的・時間的な関係に向けさせることである．

c. 運動イメージ

触覚情報を正しく収集する能力を組織化していくために，運動イメージの活用が有効と思われる．運動イメージは健側肢，あるいは問題の少ない肢で構築させたものを使用する（健側肢あるいは問題の少ない肢であっても，運動があまり滑らかでなかったり，対象に力を入れすぎたり，動きが硬く狭い，動作の方向を間違えるなどの問題がみられることが多いので，適切な再教育を行う必要がある）．

言語や動作を使った的確な指示を与えて，自分の運動の「硬さ」，「重さ」，「滑らかさの欠如」，「対象に接触するときに手指に力を入れすぎる」，「使う関節が間違っている」，「方向が間違っている」，「必要な情報を感じるための運動の大きさ」といった特徴に患者の意識や注意を向けるよう努める必要がある．これには，以下のような指摘だけで充分な場合

もある.「左腕が重くて硬いのを感じますか？ 動きが滑らかでないのを感じますか？ 触るときにあまり力を入れすぎず，かつ接触がずっと保たれるようにしてください．そんなに力を入れなくても溝や毛足がわかる程度でいいですよ．表面をなでるようにしてください…」．また，課題を第三者あるいはセラピスト自身が実行してみせることが必要な場合もある．患者に対しては，第三者が動いているのをまずイメージし，次に自分がそれと同じ動作をしている様子を"見ている"ところをイメージするように求める．つまり，最初は視覚イメージから始めて，次の段階でその運動シークエンスをたどりながら指腹で自分が知覚する感覚を"感じる"ように要求する．訓練遂行中に表面を知覚しようとする患者の運動の組織化に改善がみられ，運動に前述の病的要素が現れなければ，このような方式が有効であることがわかる．

　患者が左側で正しく運動を遂行できるようになったら，知覚した内容を記憶し，同じ感覚を知覚しながら運動を続けているところをイメージしてもらう．左側でそのイメージができたら，それを右手に移行し，左でイメージしたものと同じ感覚を感じているようイメージしてもらう．患者が口頭で答えられるのであれば，イメージしたものを言語記述するよう要求する．

　患者の記述は往々にして視覚的なものである（たとえば，表面がすべすべしているのを感じる，カーペットだ，コーデュロイだ，など）．このような場合には，イメージする表面を見せるのではなく，触覚だけを使って複数の表面を触らせるという戦略をとることが大切である．そして，ひとつひとつの表面を触ったときの感覚に，1番，2番と番号を振っていく．こうすることで，患者の注意とイメージを触覚および運動覚のみに集中させることができる．

　理解能力や言語に問題がある患者に対しては，できるだけシンプルなジェスチャーを使って理解してもらう．たとえば，左手でひとつの表面性状を触らせ，次に手で頭と右手を指差しながら右の手で考えるようなジェスチャーをする．続いて右手で表面性状を触らせ，左手で感じたものと同じか異なるかを観察する．

　ある運動についての正しいイメージを想起するために，"両側の"イメージを使ってそのイメージの全体あるいは部分を再構築させる方法もある．これは，すでに述べた両側肢それぞれについてのイメージを想起させるものである．この方法は，患者が右半身についての視覚イメージさえも形成することができないケースであるとか，想起したイメージが著しく変質しているケース（たとえば患者S.E.がイメージした手は「ミトンのように指が全部同じ面に揃って並んで」おり，患者M.G.は「弾力性のある紙でできた手」をイメー

ジし，患者B.M.は「私がイメージした右腕には手首も手もない」と述べた）に適用することができる．

d. 身体部位
同じ訓練を下肢についても行うこともできる．この場合，触覚表面の認識を足底で行わせる．

訓練の目的は上肢の場合と同じで，正しい筋収縮のシークエンスを使って下肢と床面との接触を組織化し，空間的・時間的な関係を構築できるようにしていくことにある．

手指の間での空間的・時間的関係の認識
訓練道具として使用するのは1センチから5，6センチぐらいまでのさまざまな長さの棒（細長い木片でよい）である．これを母指と他の4指のいずれかで挟んで持たせ，棒の長さを認識してもらう．

セラピストは第1段階の訓練および第2段階の訓練の手続きに準じながら，たとえば母指と第3指を向き合わせ，その間にいくつかの棒のうちのひとつを持たせる．患者は，閉眼で長さを知覚し，それがどの長さかを識別しなければならない．

a. エラー
間違った関節を使う：母指を他の指と向き合わせるために，患者は手根中手関節（CM関節）ではなく指節間関節（IP関節）を動かそうとする．第3指では，運動を組織化してIP関節レベルで細分化を行うのではなくMP関節を極端に曲げてしまい，その結果母指とうまく対立ができない．

＊母指をすべての方向に動かせるにもかかわらず母指の方向を間違える．
＊指の方向づけが正しくない．
＊物体との接触が安定していない．正しい接触が保てるのはわずかな瞬間に限られている．すぐに2本の指のどちらかが「逃げてしまう」（これは患者自身が訴えるもので，失行症患者がよく使う表現として「好き勝手な方向に行く」というものがある．これは，この訓練だけでなく，上肢の類似の訓練や下肢の訓練で聞かれる表現である）．

b. 予備訓練
前述の訓練と同様に，ここでも次のような予備訓練を行うことが大変有効である．

＊複数の指の中でどの関節が動いたかを認識する訓練.
＊指をひとつ選び，空間上で正方形，円，文字などを描かせ，どの空間（前額面，矢状面，水平面）に描いたかを認識させる．患者は，前額面に正方形を描くためには主にMP関節を，水平面で文字を知覚するには主にIP関節を使うことになる.
＊母指を他のどの指に対立させたかの認識.

患者が課題を理解したかどうかを確認するために，まず開眼で訓練を見せ，左の手指で同じ動作を模倣するように要求する．次に，同じ課題を今度は閉眼で行うよう指導する．

c. 運動イメージ

"健側肢"に対しても準備訓練が必要な場合が多い．患者に口頭指示あるいはジェスチャーで，健側でどう知覚すべきかを説明することも必要になる．つまり，運動は滑らかでなくてはならず硬すぎてはいけないこと，棒は強く押すのではなく優しくもたなければならないこと，運動距離に注意を払わなければいけないこと，また，特に2本の手指の指腹を向き合わせるためには手指をどの方向に向けるかに注意を払うよう説明する必要がある．

d. 身体部位

この訓練は下肢についても応用することができる．その場合，踵と足先に高さの異なるブロックを挿入することで訓練を実施する．ブロックの高さの違いを認識するためには，複数の関節間において空間的・運動覚的な関係づけを適切に行う必要がある．

参考文献

Biblioteca AR Luria：Progetto aprassia. BAL 153：4,1,4, 1997.
Marchetti A：Ipotesi di esercizi. Riabilitazione e apprendimento 16：171-184, 1997.
Pantè F, Rizzello C, Perfetti C：L'aprassia come problema riabilitativo. Riabilitazione e apprendimento 18：155-171, 1998.

第Ⅲ部
小脳疾患に対する治療
IL TRATTAMENTO DELLE LESIONI CEREBELLARI

Ⅲ-1 認知器官としての小脳：
リハビリテーション的解釈

Il cervelletto come struttura cognitiva:una interpretazione riabilitativa

「小脳システム」に関わる損傷が原因で生じる運動行動の異常に対し，リハビリテーション専門家が効果的に対処するのは非常に困難である．失調症のリハビリテーションについては，これまでも系統だてた提案がなされてはきたが（Frenkel, Kabat ら），いまだ満足のいく回答は出されていないといっても過言ではない．

このような状況の理由としていくつかの要因が考えられているが，その中には現在解決されてきているものもある．

小脳の症候学

a）小脳が果たす機能が複雑なため，他の神経器官がその代替となるのは非常に困難であり，リハビリテーションの不充分さがめだってしまう．また，視覚を活用しての代償が困難である．他の中枢神経系への損傷で発生した運動障害の場合は，注意力を高めて運動の機能不全を克服していくこともできるが（たとえば大脳基底核の損傷を考えてほしい），小脳損傷の場合はこれが難しい．

b）リハビリテーションの対象となる症状を発生させる病理（小脳変性症，腫瘍，多発性硬化症，頭部外傷など）は非常に複雑である（Box 1）．それらは，小脳システム（皮質，核，小脳脚，橋核，赤核）のみならず運動行動の組織化にとって重要な諸器官，つまりリハビリテーションが成果をあげるために重要となる器官の損傷をかなり広範囲に含んでいるからである．

c）小脳システムの損傷により生じた異常に対する症候学の基礎となっているのは症状の解釈であるが，この解釈自体は神経学から借用してきたものである．今日まで，リハビ

第Ⅲ部　小脳疾患に対する治療

Box 1　臨床形態とトポグラフィー

1. 小脳の損傷による症候
a）虫部の損傷による症候
　通常は変性（晩発性小脳皮質萎縮症など）や腫瘍，または髄芽腫によって引き起こされる．運動失調症型の歩行異常や，静的姿勢の保持不能などが出現する．下肢と体幹軸の協調が欠如するが，上肢の協調性はおおむね満足のいくものである．
b）半球の損傷による症候
　血管障害や腫瘍の結果として生じることがある．損傷を受けた小脳半球と同側の上下肢の筋トーヌスが低下する．主に上肢の運動の協調障害がみられる一方，身体の平衡は維持される．損傷が小脳核まで及んでいない場合は，このような症状は軽減して

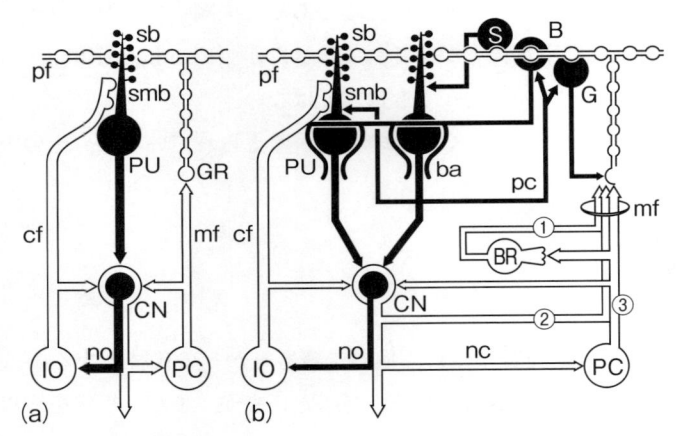

(a) 主要な小脳回路
(b) 主要な小脳回路に介在ニューロンの結合と側副投射路を加えたもの．
　　黒く塗られているのは抑制型の運動ニューロン．苔状線維（mf）は3種類に分類することができる．①いくつかの小脳葉の顆粒層にある刷毛細胞（BR）の軸索，②小脳核に接続する細胞の側副線維，③小脳以外に起源をもつもの．
pf：平行線維，smb：プルキンエ細胞の近位軸索枝，PU：プルキンエ細胞，cf：登上線維，IO：下オリーブ核，CN：小脳核，GR：顆粒細胞，mf：苔状線維，pc：プルキンエ細胞に側副する軸索，no：小脳核‐オリーブ核回路，ba：籠細胞の終末部，PC：苔状線維を出す細胞，G：ゴルジ細胞，BR：刷毛細胞，nc：小脳核の連絡側副線維
（Voodgt：The anatomy of the cerebellum. Trends in Neuroscience 21：372, 1998 より許可を得て再掲）

いく傾向がある．障害は上肢の巧緻動作における共同運動障害に限られる．

2. 小脳以外の経路の損傷による症候
a) 脊髄レベルの損傷による症候
　脊髄の損傷に帰することのできる小脳症候の存在はまだ確認されていないが，脊髄が損傷を受けた場合，脊髄‐小脳束に影響がみられることが多い．
b) 延髄レベルの損傷による小脳症候
　虚血性血管障害によることが多い．下小脳脚に損傷があると，静的姿勢の保持あるいは身体平衡に障害がみられる特徴的な症状を示す．協調運動障害は同側の下肢に限定されることが多い．
　小脳症候がもっとも頻繁に出現するのはWallenberg症候群である．これは，通常延髄の外側オリーブ核の軟化によって引き起こされるもので，突然発症し，頭痛，嘔吐，損傷側の上下肢の失調症状，損傷側への転倒傾向（眼振や回転性眩暈を伴うこともある），同側の脳神経麻痺，同側のHorner症候群，同側の顔面の温痛覚鈍麻，および対側の顔面を除く半身の温痛覚鈍麻などが現れる．
c) 橋レベルの損傷による小脳症候
　中小脳脚の損傷による小脳症候はまだ確定されていない．同側の協調運動障害が報告されている．この症候群の"認知的な"要素にまだ充分な注意が向けられていないものと思われる．
d) 小脳脚レベルの損傷による小脳症候
　上小脳脚の症候学がよく知られている．小脳のもっとも重要な遠心路である歯状核―赤核―視床路の中で，歯状核のレベル，その小脳脚への経路，小脳核から赤核までの経路のどこかに損傷が起こることがある．この場合，損傷がWernekink交叉（錐体交叉）の手前であれば同側に，後方であれば対側に障害が出現する．主な症状は振戦であり，静的姿勢の保持障害はあまり著明でない．

3. 小脳‐前庭レベルの損傷による小脳症候
a) 両方のシステムに損傷を受けると病状は非常に複雑となり，2つの症候を単純に足したものとはならない．前庭障害（眼振，平衡障害）があることで小脳障害（距離測定障害，静的な姿勢の保持障害）が増幅され，回復の可能性をさらに困難なものにする．

第III部　小脳疾患に対する治療

```
1. 静止姿勢の障害                    筋トーヌスの低下
    姿勢の原初的な非対称性         4. 距離測定障害
    姿勢の動揺                           測定過大
    身体支持基底面の拡大           5. 反復運動障害
2. 歩行障害                            6. 共同運動障害
    酩酊歩行 (Duchenne)                全身運動における共同収縮障害
    後方突進                               局所運動における共同収縮障害
    共同歩行 (Babinski)              7. 企図振戦
3. 筋トーヌスの障害                  8. 言語障害
```

図1　伝統的な小脳症候学

リテーション専門家は，充分な検討を行わないまま神経学から生理学的・病理学的な情報を引き出してきている．数年前まで，小脳の症候学は，第一次世界大戦中に小脳に損傷を受けた多くの患者を診察し，1920年代にその結果をまとめたGordon Holmesの業績にとどまっていた（図1）．神経学者のHolmesが運動異常の特徴を記した長いリストが実際に小脳障害の症状であることに疑問の余地はないが，これらは実態のごく一部であり，ある一定レベルの損傷を診断するのにはこれで充分だとしても，治療方略を生みださなければならないリハビリテーション専門家にとっては不充分である．Holmesは，主として小脳への損傷が引き起こす運動実行の現象的な要素をとりあげているが，これは損傷箇所の診断，病理診断を行うのに必要なものをなるべく単純明快に示そうとしたからである．

d）神経生理学がリハビリテーション専門家に提供した知識は，必ずしも治療訓練の考案にとって使い勝手がよいとは限らない．神経生理学では，まず反射運動の制御や随意的な協調運動の制御に関する側面のみが強調されてきたが，それだけでは治療方略を充分に練ることはできなかった．やがて生理学者の興味はさらに複雑な要素へと移行し，認知活動の制御，前庭動眼反射やある種の条件づけの獲得・維持などの研究が行われるようになったが，神経運動学が主流となったリハビリテーションでは，これらは自分たちの運動の概念と相容れない要素となっていたため，このような研究を視野に入れることができなかった．また，神経生理学における研究が「小脳は一連の認知活動に関わる」とする現在の成果に至るまで，非常に細かく複雑な経緯を経たことも確かである．このような経緯の中で，神経生理学が認知や学習につながるプロセスにおける小脳の役割に注目しても，リハビリテーション専門家も神経学者も当時はこれを充分に理解し活用することはできなかったのである．

III-1 認知器官としての小脳：リハビリテーション的解釈

　現在では，多くの生理学者が小脳に対して"認知"の機能を認めており，認知に関するプロセスに着目して運動機能の回復を図ろうとするリハビリテーションの理論も提言されている（Perfetti 1998）．したがって，今の段階で，回復の生理・病理の観点から小脳症状を見直すことが必要ではないだろうか．

　この再解釈の作業が適切に行われれば，より有効な治療が行えるだけでなく，それは双方の学問が提言してきた仮説を検証する有効な試験台となるであろう．

認知器官としての小脳

　近年の神経生理学的な研究の大きな特徴は，それまで運動の実行のみに関わるとされてきた諸器官が綿密に再検討された結果，それらが"認知"機能の働きにとっても重要であると認められてきた点にある．

　環境との相互作用に照らして運動を組織化するという運動行動の認知的な側面には，以前は大脳皮質の連合野だけが関わると考えられていたため，他の器官が研究される際にその観点は視野に入れられていなかった．しかし，運動研究における視点の転換が起こったことで興味の対象が変わってきたように思われる．BloedelとBracha（1997）の観察によれば，小脳症状の解釈について，「運動の組織化に関する基本概念や中枢神経系の機能に関する概念が異なれば，実験から引き出される推論も大きく異なってくる」という．この論に従えば，もし運動を「刺激―反応型の相互作用システム」の活性化の結果と考えるなら，そこから出てくる解釈は，「特定の反射活動の異常，反射弓に関わる運動あるいは感覚の異常」となってしまう．ところが，課題を前にした患者が複雑な知識（身体内部の表象，外部環境の表象，およびこれらと環境との相互関係の来歴の表象）を活用することができるとすれば，異常の原因は，このような複雑な情報を概念的な知識の処理に結びつけていく能力の障害にあると考えられる．言い換えれば，「認知機能の障害に帰することができる」（BloedelとBracha 1997）のである．

　このようなパラダイム転換が起きたことで，いくつかの神経機構の機能については，感覚と運動，あるいは運動と認知という区分を超えたところで分析されるようになってきた．最近の神経生理学の研究は，連合野の多くの領域において体性感覚の局在機構が明らかにされてきた（KaasとMerzenich 1980）だけでなく，以前は運動だけに関わると定義されていた神経器官も認知活動と関連していることを明らかにしてきている．

　このような視点の変換は大脳基底核や一部の運動皮質についても起こっているが，近

年，これまで運動の遂行に関わる器官として研究されてきた小脳も認知器官として見直されている．

ここ数年は，ニューロイメージングを使った神経生理学の研究や，神経解剖学や臨床神経心理学の研究のおかげで，小脳に"認知"タイプの課題に対応する能力を確認することが可能となった（Barinaga 1996）．このような研究が，小脳システムに損傷を受けた患者に対する運動療法の構築にきわめて重要になることはいうまでもない．

Decetyら（1990）は，必ずしも運動を伴わない課題を遂行するときも小脳はかなり活発に活動すること，特に運動イメージの構築時に活発に活動することを示した．これ以降，認知プロセスにおける小脳の役割についての研究は年々進んできており，現在では，小脳の損傷は注意障害（Courchesneら 1988），記憶障害（Thompson 1997），言語障害などの原因として，また時間的要素（Ivry 1989），文脈への対応性（Thach 1997），空間要素（Molinariら 1998）のような運動の"認知的な"要素の特殊な側面に関わる障害の原因とみなされるようになってきた．

この種の活動への小脳の関わりが示されたことはリハビリテーションにとってもきわめて重要であり，小脳損傷からの回復をめざす治療アプローチの根本的な見直しが必要となる．小脳機能の研究は，運動行動の組織化を理解するために必要となる基本的なメカニズムを今後さらに明らかにしていくであろう．このような知見を前に，リハビリテーションの分野においても，単にこのような知見を小脳症状の分析に活用するにとどめるのではなく，今までの治療の方法を批判的に見直す必要がある．

このような研究の成果を活かすことで，リハビリテーションも新たな知見を得て豊かになり，将来的には小脳システムに起因する病理の治療のための新しいツールを編みだしていくことができるであろう．しかし，これによってリハビリテーションの作業が簡単になるわけではない．知見が広まれば広まるほど治療アプローチもより複雑になっていく．また，ほかの研究分野からの知見は当然リハビリテーションのフィルターにかけなければならない．神経生理学や神経心理学や解剖学のデータをそのまま治療の内容・様式・目標に直訳してはならないし，また直訳できるとは限らない．

認知プロセスにおける小脳の役割についても，概念的に漠然と捉えていたのではせっかくの知見が利用不可能なものになってしまう危険性があるため，この段階では特に注意すべきである．小脳が（運動に結びついている／いないにかかわらず）先に述べた認知プロセスの情報処理において中枢的な役割をはたしているのが事実とすれば，リハビリテーションの方略を特定するのはけっして容易なことではない．むしろ，患者に対して動機づ

III-1 認知器官としての小脳：リハビリテーション的解釈

け形式の要求を行う傾向を正当化することになりかねない．

　小脳に関しては，最近になって国際的にも膨大な論文が発表されているが，それを読むにあたっては明確な問題認識が必要となる．

　a) まず，"認知"という言葉を神経生理学者がどのような意味で使っているのかを考えてみる必要がある．ニューロイメージングのデータと相関させる行動データに関しても，その選択が慎重かつ特異的に行われているかどうかには疑問が残る．神経生理学者は，運動の純粋な実行レベル，単なる筋収縮や刺激―反応と定義される情報処理のレベル以上のものをすべて"認知"と定義する傾向がある．その内容について，的確に特定された基準による選択がなされているようには思えない．

　b) 被験者が注意を集中しているときや，ある特定の事柄を想起したときに小脳のある領域が活性化するからといって，小脳がこれらの認知活動の中枢であるとか，注意や記憶の過程に関わっていると断言することはできない．

　c) 小脳が機能を果たすときのメカニズムが単一かどうかという問題はまだ解決されていない．リハビリテーションにとっては，一部の研究者が解剖学的構造の均一性にかんがみて主張するように，メカニズムはひとつしかないのか，それとも運動調節のメカニズム，記憶のメカニズム，学習のメカニズムといったように複数のメカニズムがあるのかを明確にすることが重要である．

　リハビリテーションにとって，小脳の認知的要素が運動の要素と並立するものなのか，それとも運動の要素を包括するものなのかという点は特に興味深い．つまり，運動小脳と認知小脳があるのか，それともひとつしかなく，そこに病変が起こった場合，運動行動の組織化（ここでは上記2つの"要素"は分けて考えられない）の障害につながるかどうかという点である．

　これらの問題を解決しようという努力が，リハビリテーションにとっていかに大切になるかはいうまでもない．この問題に対する解答によって治療の構成方針が変わってくるからである．したがって，現在の研究段階で確実な治療方法を提言するのは容易ではない．

　しかしながら，認識論的に考えれば，このような状況にあること自体が重要なのである．リハビリテーション専門家ははじめて"科学の文脈（context of science）"に直面しているといえるからである．リハビリテーションの仕事が方法論的に正しく実行できれば，神経生理学の仮説の検証に無視できない役割を果たすことができるからである．

　リハビリテーション専門家がこの課題に対処するためには，独自のモデルを構築し，そ

の中で神経生理学のデータを正しく活かした治療方法を考案し，その治療を通じてモデルの妥当性を的確に検証していかなければならない．具体的な例でいうと，損傷を受けた器官が"認知"に重要な役割を果たしているのであれば，筋の強化や踵への荷重に代表される，神経心理学的な必要性に見合わない運動学的刺激を機械的に増強するような方法だけで運動機能の回復を図ることができないことは明らかである．FrenkelやKabatの提案も，よく分析してみると純粋な運動や反射を基準としたモデルを前提としており，回復の対象となる器官が運動行動の組織化の機構において果たす役割が考慮されていない．

リハビリテーション治療を進めるにあたっての論理的な図式は，認知理論に基づき他の病理に対して構築してきたもの（Perfetti 1998）と同じでよい．患者に対して認知問題を提示すること，その問題を処理するためには小脳の機能を引き出すためのメカニズムを使うことが重要である．このメカニズムが計画的に，つまり回復に意味のある形で使われていくべきである．回復すべき小脳機能とメカニズムに関する仮説をたてなければ，意味のあるリハビリテーション作業を行うための内容・様式・目標を設定することはできない．リハビリテーション専門家が自分たちの存在理由を明らかにする希望はここにしかもてないのであり，さもなければ代償の出現という自然の摂理が勝つことになる．小脳症状の場合も，代償はあまり有効ではないが存在しないわけではない（たとえば，運動の遂行速度の低減，より制御しやすい小さいセグメントへの運動の分割など）からである．

小脳研究の進歩

小脳については現在もまだ多くの疑問点が残されている．しかし，その一部にでも解答をみつけるために，またリハビリテーションとしての最初のアプローチを試みるために，小脳に帰属される機能の分析を行うことは有効だと思われる．

この作業を行ってみると，小脳に関する知見が時間とともに深められ広がってきたこと，つまりそれぞれの機能についての研究が進むとともに，小脳に帰属される機能の数が増えてきた事実が理解できる．

BloedelとBracha（1997）の観察に従えば，その機能が小脳に帰されるとして研究されてきた解釈は以下の5段階に分類されている．

この分類は歴史的にどのような研究が行われてきたかを如実に示している．むろん，小脳に新しい役割が認められたといっても，それは必ずしもそれまでの仮説を全面的に否定するものではない．

III-1　認知器官としての小脳：リハビリテーション的解釈

1) 随意的な協調運動を遂行する能力と，ある一定の姿勢を保持するための頭部と体幹の空間動作に関わる能力．
2) 固有受容器性の反射および皮膚 - 筋の反射活動の制御（身体を支持するための姿勢反応）．
3) 前庭動眼反射の適応的変更（Box 2）．
4) 条件づけを情報処理し維持する能力の変更（Box 3）．
5) 「認知プロセス」の変更．

特に3）から4）へと考察を発展させていったときに，純粋な運動以外の課題における小脳の役割が考察されるようになってきた．つまり小脳の役割が（かなり大急ぎで一括されている傾向はあるにしても）認知プロセスの活性化に関連するものとして捉えられるようになったのである．

このような進展が可能になった理由のひとつにはニューロイメージングの活用がある（Box 4）．ニューロイメージングにより，筋収縮により誘発されるものだけでなく，注意，イメージ，問題解決といった目に見える反応を必ずしも伴わないプロセスの活性化を誘発する機能の変化を，人間を対象にして直接研究できるようになったのである．

また，解剖学的な所見が厳密になってきたことの貢献も大きい．皮質連合野から橋核を介して入ってくる情報の小脳への投射経路が解明されてきた（Box 5）．数年前までは，一次運動野，補足運動野，運動前野からの投射のみに注意が向けられ，連合野からの投射はあまり研究されていなかった．これらの領域の連結に関する研究（MiddletonとStrick 1997, Schmahmannら 1998）は，小脳が運動実行時の調整機能だけでなく複数の運動活動のプログラミングおよび組織化にも関わっていることを示す重要なものである．

局所脳血流量の測定を使った「認知活動」の初期の研究は，運動イメージに関わる情報処理に小脳領域がかなり活発な活動を示すことを明らかにした．これについては，Decetyらが1990年に，またRydingらが1993年に研究を行っている．

Decetyら（1990）は，健常人の被験者に対し2つの心的な課題を提示した．ひとつは「暗算」であった．もうひとつは運動イメージを想起する課題であり，被験者はテニスラケットで目の前に置かれた標的にボールを当てようとしているイメージを想起するよう要求された．どちらの場合も，安静時に比べて小脳における活性領域の分布に変化が認められた．運動をイメージする課題では小脳器官の活動がより増加していることも観察された．

小脳で記録された活動の増加が，脳の他の領域で記録されたものに比べて著しいことが

第Ⅲ部　小脳疾患に対する治療

Box 2　前庭動眼反射

　眼球の運動は2組の外眼筋が協調して収縮することにより実現される．頭部を固定して視線を水平に移動した場合，眼球運動に要求されるのは内側直筋と外側直筋の収縮だけといってよい．必要な筋収縮を制御しているのは前頭眼球運動野からの線維である．前頭眼球運動野は，前庭システムを介することなく延髄の運動ニューロンに指令を送っている．

　一方，頭部を動かしながら眼球が一点を注視しなければならない場合，これを正確に行うためには眼球の運動が頭部の運動に合わせてバランスよく活性化されなければならない．つまり，眼球の偏位が頭部の偏位に対して逆方向に同じ大きさだけ行われるような筋収縮が必要となる．

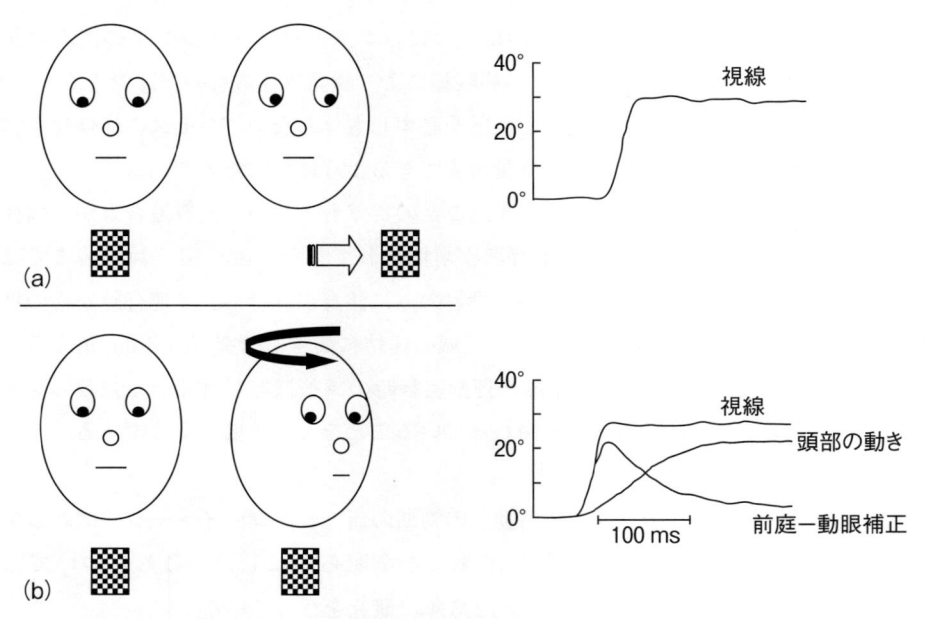

前庭動眼反射．(a) 頭部を固定して視線を移動する．(b) 視線をある物体に固定したまま頭部を回転する．このとき，動眼筋は頭部の回転運動と逆の方向に相殺した動きをする．

　この場合，「前庭動眼反射（vestibulo-occular reflex：VOR）」と呼ばれるメカニズムを通して前庭システムが関与していることが知られている．この"反射"活動についての研究は多く，その結果，VORには2つのシナプスしか存在しないことが証明されている．ただし，伝達速度の速いこの2つのシナプス回路は，網様体を介して伝わる多シナプス経

III-1　認知器官としての小脳：リハビリテーション的解釈

路により助けを受けている．VORの可塑性は多くの研究の対象となってきたが，それにより，VORは定式化された活動を生産する固定的なメカニズムではなく，一般のさまざまな条件，病的条件，実験条件に応じて可変性に富んだ情報処理を行うメカニズムであることが示されている．

　たとえば，前庭システムに損傷がある場合，頭部を移動した場合の注視能力は，当初は一時的に失われるものの，その後ゆっくりと回復することが示されている．新しいシナプス結合が形成されるためと考えられている．

　また，VORにおける学習過程についてもさまざまな研究が行われている．たとえば，プリズム入りの逆さメガネをかけさせて視界が逆転している被験者に視覚による制御が必要となる運動を遂行してもらうと，最初はとまどいが大きく運動にかなりの異常をきたす．しかし，このような障害は少しずつ消失し，被験者はVORを再組織化して外部世界に対し的確に運動を行う方法を再び獲得する．
　多くの神経生理学者が，小脳の小節—片葉部に損傷を受けると，VORの可塑的な修正能力が失われることを示している．つまり，情報をそれまでとは異なる方法で使用しなければならない場合，この回路の活動を再組織化することができなくなるのである．

　このような研究により，古くは1924年のMagnusらによる観察が正しかったことが証明された．小脳に損傷を受けると，前庭システムにすでに損傷がある場合，これを代償することが困難になるというものである．VORの可塑性については，その後もさらに正確かつ厳密な研究が行われ，小脳がこの反射回路に関わっているのは反射を起こすためではなく，学習過程（たとえ初歩的な学習であっても）を遂行できるようにするためではないかという仮説が提言されてきた．そこで，「小脳はあるパフォーマンスが活性しているときにそれを調整するだけではなく，ある一定の行動の適応的な修正に関与している」（BloedelとBracha 1997）可能性が考えられるようになった．

注目された．運動イメージを想起するには小脳の活動が特に必要とされているかのようであった．この所見からすると，小脳の活動が覚醒反応のような非特異的なものではないことは明らかである．
　Decetyら（1990）は，実験から得られたこれらのデータを，小脳を運動学習における制御メカニズムとして捉えた伊藤（1984）の仮説や，小脳は運動の準備段階で活動するとしたThach（1978）の仮説などを参考に説明しようとした．しかし，これらの解釈は，

Box 3　小脳と条件反射

　1980年代以降，小脳の特定領域の切除に関する研究が進み，これにより連合学習（associative learning）という現象における小脳の重要性がわかってきた．その後Isadore, Gormezano, Thompsonらにより瞬目反射の条件づけに小脳が果たす役割が研究されたことで，多くの研究者が，小脳は運動の制御や遂行ではなく，このような学習の獲得と維持にのみ関わっているのではないかと考えるようになった．

　瞬目反射とは，侵害刺激に対して瞼（まぶた）を急速に閉じる反応である．求心経路は顔面神経，遠心経路は通常三叉神経である．実験ではウサギの角膜に空気を吹きかけることで反射を引き起こした．これで活性化されるのは無条件反射（RI）あるいは絶対反射といわれるもので，中枢神経系にあらかじめ設定された回路を介して出現する．

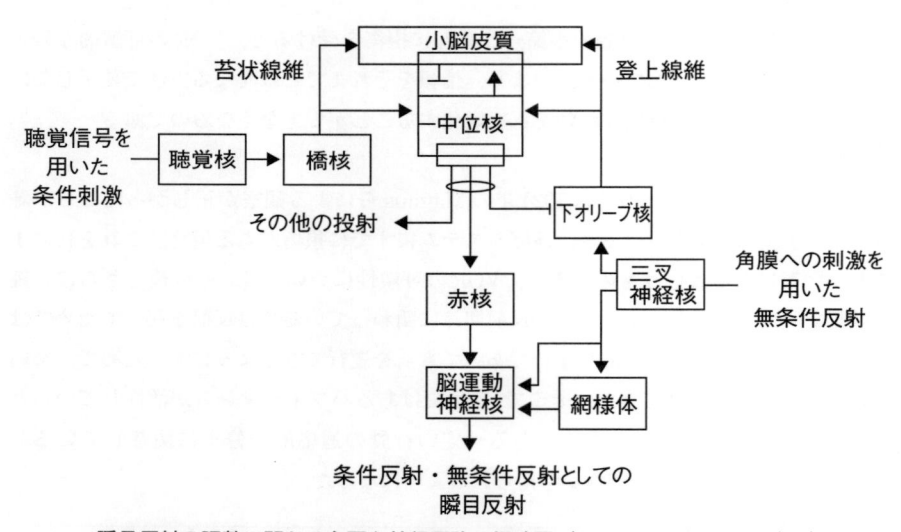

瞬目反射の調整に関わる主要な神経回路の概略図（Thompson 1984 より改変）

　このような無条件反射を，聴覚信号を使って条件づけることができる．無条件刺激（SI）である空気の噴射を行う前に，音を聞かせること（条件刺激：SC）をしばらく続けると，ウサギは聴覚刺激だけのときにも瞬目反射を出すようになる．このような実験を通じて経験を重ねることで，中枢神経系にそれまで存在しなかった結合をつくりあげることができるということをはじめて示したのはPavlovである．無関係な刺激で，中枢神経系に設定されていない反応を引き出せることが示されたのである．

Ⅲ-1 認知器官としての小脳：リハビリテーション的解釈

　瞬目反射の実験パラダイムに小脳の複数領域の切除を組み合わせることで，このような条件反応の学習と記憶には対側の小脳が不可欠ではあるが，それを強化する場合には必須ではないことが示された．

　Thompsonらはまた，条件学習の過程におけるもっとも重要なポイントは，深層にある小脳核のひとつである中位核（nucleus interpositus: 栓状核と球状核の比較解剖学的名称）のレベルにあることを示すことにも成功した．彼らはこのような学習の遂行を可能にする回路も明らかにしている（図）．無条件反射の主要な求心経路は下オリーブ核を介していると考えられ，一方，主要な遠心経路は赤核を介していると考えられている．

　中位核は下オリーブ核からの求心線維より入力を受け，反応信号を赤核に送っているものと考えられる．

　さらに彼ら（KimとThompson 1997）は，感覚レベルにおける条件反射の反応回路は聴覚路を介して橋核に至り，さらにそこから苔状線維を通じて小脳に達していることを示した．

　この仮説の検証として行われた実験では，苔状線維への電気刺激がSCとして有効であり，目に空気を吹きかけるSIと組み合わせると（条件反射が）短時間で学習されることが示された．そこでThompsonらは，小脳のレベルにおいては登上線維がSIに，苔状線維がSCに働いているのではないかと推定している．

　すでに数年前にDavid Marrも，これが登上線維および苔状線維の機能ではないかという仮説を提出している（Shepherd 1994）．

　確かにこの特殊な回路は，瞬目反射の条件づけに特異的に活用されているものではあるが，多くの研究者が，同様の小脳コンポーネントが他の種類の学習にも関与しているのではないかと考えている．「小脳は，単純で適応的なすべての運動反応，少なくともSIが侵害刺激である古典的な条件づけにおける運動反応の学習にとって必須である」（Thompson 1984）．

　Kim J, Thompson R：Cerebellar circuits and synaptic mechanisms involved in classical eylinik conditoning. Trends Nuerosci 20：177-181, 1997
　Shepherd GM：Neurobiology. Oxford University Press, New York, 1994
　Thompson R（1984）（前掲のSheperd（1994）より再引用）

Box 4　脳の画像診断

　ここ数年の間に脳の画像診断技術は飛躍的に進歩した．単純な頭蓋骨のX線写真から，コンピュータ断層撮影法（computed tomography：CT）や核磁気共鳴法（nuclear magnetic resonance：NMR）などの放射線を使った手法，さらに単一光子放射型コンピュータ断層撮影法（single photon emission computed tomography：SPECT）や陽電子放射断層撮影法（positron emission tomography：PET）に代表される核医学へと推移している．

　初期の放射線技術は，平面的な画像しか得ることができず，マクロな大脳構造を単一平面で捉えることしかできなかった．

　しかし断層撮影技術を使うと，すべての大脳構造を表層部から深部まで捉えることができる．これはデジタル技術を応用し，対象物を通過させたX線や検査対象から発するγ線から得られたデータをコンピュータで処理することによりイメージ化を行うものである．

コンピュータ断層撮影法（CT）
　レントゲンフィルムに映された一連のイメージで構成される．
　大脳の各構造のX線吸収度の違いからイメージを得ることができる．放射線流量が非常に高いので鮮明な解剖詳細を得ることができ，1ミリに満たない機構や損傷を視覚化することができる．

核磁気共鳴法（NMR）
　核磁気共鳴法では放射線を使わず，磁場と身体に大量に存在する^{1}Hの原子核と反応するラジオ波を用いる．NMRの現象を端的に述べると，均一な磁場にあるもののいくつかは，共鳴値をもつ電磁波を外部から当てるとそのエネルギーを吸収する働きをもつ．^{1}Hの原子核がない領域はグレイスケール（gray scale）で黒く表示される．

脳シンチグラフィあるいは単一光子放射断層法（SPECT）
　この核医学技術を使うと，放射性薬剤を介して脳の血流や代謝を観察することができる．
　シンチグラフィの映像は信号の総体からなっており，器官の表面から区分ごとに発生する放射能の流れに応じてその濃度が空間的に変化する．髄液に溶解して脳血管関門を通過する特性をもつ飽和脂肪酸などのトレーサー（標識となる放射性同位体）を使用することで，脳の灌流をトレースすることができる．さまざまな手法で局所脳血流量（regional

cerebral blood flow：rCBF）を測定することができる．

陽電子放射断層撮影法（PET）
　もっとも洗練された放射性同位体を使った診断法である．ポジトロン（陽電子）を発生する放射性同位体（^{11}C，^{13}N，^{19}O，^{18}F，^{68}Ga）を利用する．これらの放射性同位体は，有機化合物の中にその生化学的特性を損なうことなくほぼ無限に取り込まれるので，生体の断層映像を捉え生化学情報や代謝に関する情報を得ることができる．脳血流の研究や糖代謝と結びついた酸素消費の研究によく使われる．
　rCBFの研究には$^{15}C^2O$か$^{13}N^3H$が使われ，糖代謝経路の研究には^{18}F-FDG（^{18}F-^2fluoro-$^2deoxyglucose$）が使われる．

　以上の説明からもわかるように，核医学による画像診断は，脳損傷患者において安静時や刺激を与えた後に代謝や酸素消費がどう変化するかを確認するうえで重要であることがわかる．

（マッサ・カラーラ州立病院核医学科 Rita Bonini 女史による）

Box 5　大脳皮質―橋―小脳システム

　ここ数年，大脳皮質から脳橋を介して小脳に至る経路の解剖学的・生理学的な研究に注目が集まっている．数年前までは，運動野や運動前野，補足運動野や第一次感覚運動野からの経路，つまり運動の遂行要素との関係がもっとも深いとされる皮質領域からの経路の方が注目されていた．しかし，現在では，大脳半球の皮質のうち連合野といわれる領域のもたらす役割の重要性が強調されるようになってきた．「上位レベルの指令についての情報処理が行われるこれらの皮質領域と小脳との間が解剖的につながっていることが示されれば，認知活動の基礎となる複数の神経回路の中で小脳が接点のひとつであるという仮説に信憑性を与えることになろう」（Schmanhmann と Pandya 1977）．
　これらの皮質領域からくる線維は，橋の根元にある橋核のレベルで途切れている．ここの細胞は軸索を延ばし苔状線維となって顆粒細胞と接触し，さらにプルキンエ細胞の樹状突起の分岐部と接している．橋の底部にある領域の一部は特定の領域からの線維を受け，小脳の特定部分にメッセージを送っている核が多くあることが確認されている．このような研究がさらに進めば，橋の底部や中小脳脚の損傷に関する理解が進むものと思われる．

小脳が認知にどのように貢献しているかという問題については，前頭―橋―小脳，頭頂―小脳の投射の研究から興味深い知見が得られている．頭頂―小脳間には，上頭頂葉からも下頭頂葉からも連結がある．SchmahmannとPendya（1997）によれば，上頭頂葉との連結は（皮膚，関節，筋などからの）体性感覚という同種モダリティ間の処理にとって不可欠なものである．また，下頭頂葉との連結は異種モダリティ間の処理が必要となる課題の遂行，なかでも体性感覚情報と視覚情報の組み合わせといった課題の遂行に重要な役割を担っているという．

　前頭葉前方からの前頭―橋―小脳の結合においては，同じくSchmahmannとPendya（1997）の仮説によると，8A野からのものが注意と目につながる運動に関連しており，46野からのものは記憶における空間的特性に，10野からのものは計画，予測，行動の評価に，9野および32野からのものは決断能力に関わるものだとされている．

運動イメージ中における小脳の活動の説明には使えるとしても，暗算に関するデータを説明するのはかなり難しい．ちなみにDecetyは，それを無意識に行われた運動イメージ，すなわち暗算のときの唇の動きの運動イメージによるものと説明している．

　運動の遂行と緊密につながらない行動にも小脳が関わっているという仮説は，それ以前にもすでになされていたが（Bracke-Tolmittら1989, Courchesne 1988, Leinerのメンタルスキルに関わる仮説 1996），Decetyらの研究によりはじめて以下の知見が確認された．

1) 小脳は，運動イメージを想起するときにも活動する．つまり，運動が実際には実行されない，組織的な筋収縮が予定されないときにも活動する．
2) 小脳は，少なくとも表面的にはいかなる運動活動をも伴わない課題を実行するときにも活動する．暗算がその例である．

　これらの研究により，1980年代の終わりにすでに想定されていた仮説の正当性が示されたことになる．一方で，小脳に帰属されたすべての認知的な側面を運動イメージの無意識の作成ということから説明しようとする試みがなされたことは，このシステムの機能の真の理解をせばめる危険ともなった（後述する1994年のKimの研究がその一例である）．事実，1990年のDecetyの研究以降，この領域の多くの研究データが運動イメージの作成に結びつけて解釈され，運動の組織化と多様に結びついたさまざまな認知プロセスの活性化によるという観点からの解釈はあまりなされていない．

　ところが，運動イメージを将来の行動の予想として捉えている研究者がいることも忘れ

III-1 認知器官としての小脳：リハビリテーション的解釈

てはならない（Berthoz 1987）．将来の予想をたてそれに基づいて問題解決に必要な情報が判別されるのであり，イメージは将来の行動のいわばシミュレーションであるという主張である．

　Berthozの仮説は，運動イメージの情報処理に小脳が深く関わっているというDecetyの1990年の発見を説明することができるように思われる．また，治療の構築にとって非常に有効だと思われる．つまり，運動イメージに類似した知覚仮説の情報処理に関する小脳の活動を示すものだからである（Perfetti 1998）．

　この観点からみると，Kimら（1994）の研究も興味深い．彼らは，異なる問題を内包した課題を前にしたときの歯状核の活動を比較分析している．被験者には，運動学的（kinematic）には似ているが，認知的な観点からはまったく異なる2つの課題を与えた．つまり，運動としての複雑さはほとんど同じ2つの課題に，筋収縮の組織化がもつ"意味"に差違をもたせたのである．それぞれの運動がある問題に対応しており，各問題が異なる認知プロセスを活性化するようにしたわけである（図2）．

　第1の課題では，被験者は特にルールには従わずに，板の側面にある4つの穴に4本のペグを刺しかえるという作業を行わせた．第2の課題はもう少し複雑で，被験者はやはり同じようにペグを動かす（したがって筋収縮の強さや協調性という点では第1の課題とあまり変わらない）が，"錯乱テスト（insanity test）"と呼ばれる複雑なルールに従わなければならなかった．結果は，どちらの場合も両側の歯状核の活動に増加を認めが，第2の課題（錯乱テスト）のほうが増加の幅は著しく大きかった．

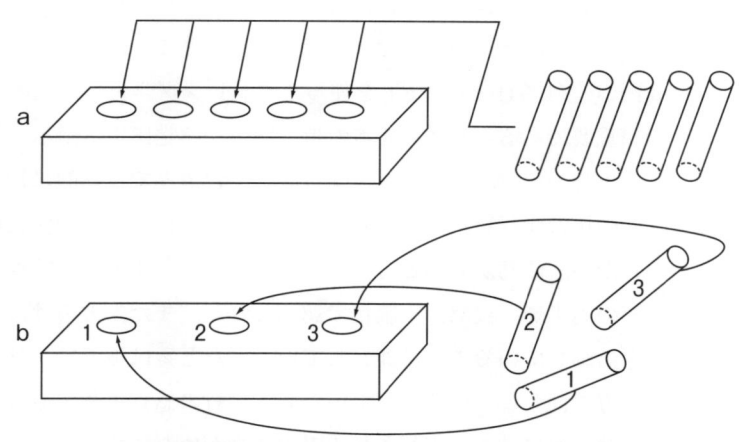

図2 小脳は運動の複雑性よりも，一定のルールが規定された認知課題を遂行するときに強く活性化する（Kim 1994）

2つのケースの違いは、課題の認知的な内容のみにあるというのが彼らの結論である。したがって小脳の活動の大きさは、この認知的な内容との関係によるとされた。

一方、Parsons（1997）はKimらの仮説を批判し、このような結果は、第2の課題の難易度が増したことによりイメージの想起が要求されたからではないかという仮説をたてた。彼は、小脳は機能的な意味の異なる2つの部位に分かれているのではないかと考えた。外側後方にある部位は、運動に関係のない情報の処理を必要とする知覚—認知の課題に関わるとし、前方中央部にあるもうひとつの部位は、体性感覚や運動情報をあずかる認知課題に関わるものであるとしている。彼は、「認知研究の分野では、被験者がここで扱った課題のような物理的な問題を解決するために、心的操作や形をイメージするという事実がかなり広範に記録されている」と述べている。

Personsも、小脳は中枢神経系が難易度の高い課題に直面したときに活動すると考えている点に変わりはない。そして、その活動は「運動の難易度」ではなく、被験者が対処しなければならない「問題の難易度」に対応しているとしている。

運動学習における小脳の役割についての研究もまた、同じような解釈に傾いているようである。この分野は研究の数もたいへん多い。すでに1988年に、Langらは視覚運動スキルの学習課題の遂行中に、小脳で活発な活動がみられることを明らかにした。この課題で、被験者は、実際の運動方向とは反対に移動するイメージをボールペンでなぞるという運動を行った。

その後の研究の大部分も、休止状態に比べ、学習を行うと小脳の活動が活性化することを示してきた。ただし、活動は学習の初期には盛んであるが、パフォーマンスが習得され自動的に実行されるようになると、それは徐々に減少していくことが明らかにされた。これについては、Jenkinsら（1994）が、PETを使ってタッピング学習の諸段階で脳血流量の変化を調べた研究が重要である。右手の4本の指を使い、聴覚による指示に従って行うタッピング学習時と休止時の比較、タッピング学習時と学習済みで自動的に行われる類似のタッピング課題時との比較が行われた。小脳は学習進行時と自動的な動作実行のときのどちらの場合も活動したが、活動がもっとも活発だったのはスキル獲得の時点であった。これらの活動は、小脳の両半球、虫部、小脳核で認められた。また、彼らは、このとき中枢神経系の他の器官も活動していることを観察している。たとえば被殻は、学習済みの課題と学習中の課題の両方で同じように活動していたし、皮質の感覚運動領域も同様であった。補足運動野では、課題が自動的に実行される際の活動がめだった。

また、頭頂葉の下部および後部で小脳と同じような活動がみられたのも興味深い。さら

に，Jenkinsら（1994）は，学習課題の難易度が高い場合，すなわち認知的側面の情報処理が行われる場合に前頭前野が活動したことも観察している．

Doyon（1997）もまた，小脳は運動学習の最初の局面，彼の言葉を借りると「運動学習の構成の局面とプロセス化の局面」で活動するとしている．そして，すでに学習済みの課題を実行する際にはその活動は大幅に減少すると述べている．

Doyonは，小脳にこのような活動がみられるのは，次にあげるような要素が関係しているからだと考えた．

—学習が終了した場合，小脳の活動は休止状態の活動に必要なものと変わらない．

—学習済みの課題では，それに関わる細胞の数が少ない．

—小脳は学習早期の局面に関わっており，続く段階では，獲得された能力の表象領域はかなり多くの神経器官にまたがって分布し，小脳はその神経器官のひとつとなる．

この点でFlamentら（1996）の研究もたいへん興味深い．彼らは，被験者が実行するパフォーマンスの質と小脳の活動の間にみられる反比例の関係を示した．パフォーマンスが正確であればあるほど小脳の活動は少なく，反対の場合はその逆になる．

つまり，小脳の活動が活発なのは被験者が学ぼうと努力しているときだということである．

また，小脳の活動は運動の複雑さにではなく，その行為のもつ意味に相関しているように思われる．Flamentら（1996）の実験では，簡単な運動やうまくはできなかった運動でも，それが学習の試みに沿ったものであれば小脳の著しい活動がみられ，反対に複雑な運動がうまく行われたときでも，それが中枢神経系にとって何の問題ともならない場合にはあまり活発な活動はみられなかった．

運動学習に関する諸研究から，小脳は運動のスキーマあるいは表象の貯蔵庫ではなく，仮にそういうものがあるとしても（Jenkinsら 1994），それは脳内の諸器官に分配されていること，また運動の複雑さや洗練度に応じて活性化するのではないことが明らかにされてきた．これらの研究の多くにより，小脳は学習の初期段階における貢献度が大きいこと，特に，被験者が学習すべきパフォーマンスに応じて実行精度を制御しなければならないようなときに活発に活動することが示されている（Parsons 1997）．

小脳機能のメカニズム

ある特定の課題を遂行する際に小脳が活動することを示した調査はいくつもあるが，そ

れらに共通しているのは,「行動主体が認知的な問題を解決する必要に迫られているとき」ということが神経生理学な研究から明らかになってきた.つまり,運動学的な難易度ではなく認知的な難易度の高い問題を解決しなければならないときである.問題が生じたときに介入するというのが小脳の役割であるように思われる.

それでは,小脳はどのようなメカニズムを使ってこのような役割を果たしているのだろうか.これについての仮説をたてることがリハビリテーションにとっては重要となる.

その小脳機能のメカニズムが単一かどうかも問題であるが,これについてはBowerの仮説が興味深い.Bowerは,運動を伴う場合も表面的には運動の要素に欠けた場合も,行動遂行に不可欠な情報を獲得する過程において小脳が重要な役割を果たすと考えている.彼の周到な理論は,Welkerが着手しその後Bowerのグループが行ったラットの触覚情報の獲得に関する研究に基づいている.

触覚情報が腹側脊髄小脳路を経て小脳に達することは古典的な神経生理学でも知られていたが,これらの経路は運動の内的な組織化にのみ関わっており,リーチングや歩行のような可動範囲の広い運動に使用されるとされていた.

a) BowerとKassel(1990)は,ラットの皮膚から小脳半球の顆粒層への投射を分析したところ,驚いたことに鼻口部と前肢の皮膚からの投射が大きく,後肢の皮膚からの投射はないことを発見した.このデータは,当時主張されていた皮膚から小脳への求心情報は移動行為の組織化に関わっているとする説とは相容れないものであった(図3).

b) さらなる観察の結果,鼻口部と前肢の受容表面は小脳皮質と顆粒層上に"断片化(fractured)",すなわち細分化されて再現されていることがわかってきた.身体の空間的な位置関係に似た連続的な身体局在マッピングの形態ではなく,それぞれの部分がモザイク状に再現されているうえ,ある身体部位が複数の部位に局在化しており,それぞれが異なる他の身体部位の局在個所の近くに再現されている.つまり,「近接の皮質領域が近接していない皮膚からの投射を受けている」のである.続いて彼らは,皮質の体性感覚野および上部四丘節からの小脳への投射にも同様な形態の分布がみられることを示した.

Bowerらはこれらの観察結果に機能的な説明をつけるため,次のような仮説をたてた.

1) 小脳への求心情報の投射は,外界との精緻で意味のある関係の構築のためにもっとも重要な身体受容表面からきている.ラットの小脳半球に投射されている皮膚領域は,

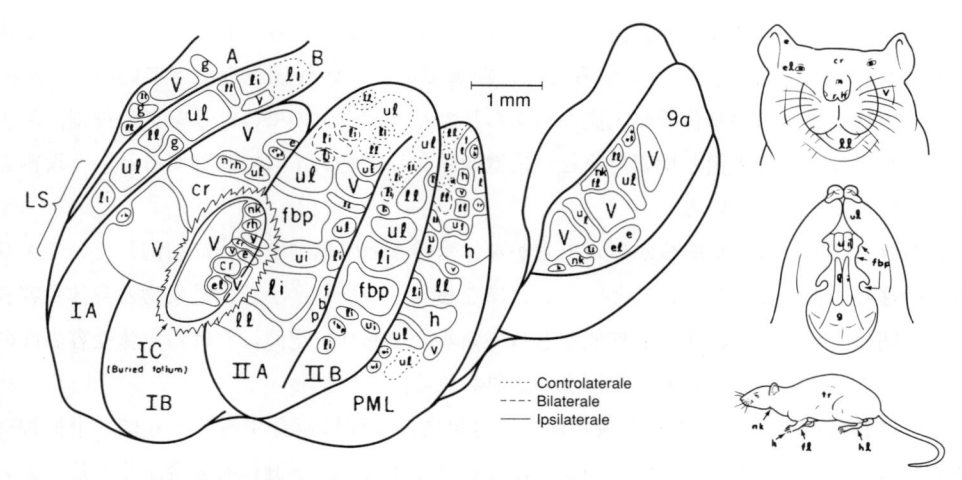

III-1 認知器官としての小脳：リハビリテーション的解釈

図3 ラットの小脳における身体部位再現（Bower 1997）

ラットの生存に欠かせない食物の探索に基本的なものである．この皮膚領域によって精緻な探索活動が行えるということが非常に重要である．
2）投射が細分化されているのは，外界との可変的かつ流動的な関係を構築して意味のある情報を引き出すという身体受容表面の機能を最適化するためである．

Bowerら（1996）は小脳組織の解剖学的所見とその解釈も見直し，顆粒細胞からの線維はプルキンエ細胞と2通りのシナプシス結合をもつこと，つまり平行線維を介するものと登上線維を介するものとの2通りの結合があることを示した．それ以前の説に反し，顆粒細胞は平行線維を介してプルキンエ細胞の全域を活性化することはできないと述べている．顆粒細胞のこのようなグローバルな活動は，登上線維からのシナプシスが限定されたレベルで発現させる活動の調節をしているに過ぎないためである．登上線維からのシナプシス結合により，プルキンエ細胞は各末梢部位から上がってくるデータを選択的に判定しており，一方，平行線維からのシナプシス結合のおかげで，プルキンエ細胞はグローバルな知覚の中でそれらを"再読"することができるのである．

このようにして，身体受容表面の"細分化された再現領域"が課題の要求性に応じてそのたびごとに組織化されるのである．Bowerは，このようなメカニズムは小脳をもつすべての生物に存在するものであり，外界との関係構築にあたってもっとも重要な身体受容表面（人間の場合は手指）を介して行われるすべての行為について存在するとした．それは特に，外界との関係がステレオタイプ化されていないもの，細分化することで最大限の

機能を発揮する複合的な受容表面，つまり各部位を可変的に組み合わせることのできる複合的な身体受容表面が関わっているときに顕著であるという仮説をたてている．Bowerは，小脳は「これらの身体受容表面から送られてくるデータのモニタリングの役割，およびこれらの身体受容表面と探索対象との位置関係をリアルタイムで調整するという役割を負っている」と考えている．

　この仮説によれば，小脳核からの出力が身体受容表面の運動を直接に制御している大脳皮質の運動中枢を修正しているということになろう．つまり，小脳は対象物と身体受容表面との関係を最適に組織化する機能をもっているのであり，空間における身体受容表面の動きそのものを組織しているのではないと思われる．

　さらにBowerは，このような調整作業は対象物の特性に適合するとともに，中枢神経系の諸器官が収集したデータがどのように使われるかという予測にも適合すると述べている．

　小脳は運動行動に関して直接の働きかけをするのではなく，中枢神経系の他の器官によるデータ獲得の効率を最適化するために働くのであろう．

　よって，Bowerによれば，小脳の活動が活性化するのは，運動の精緻さが増大したときではなく，課題を的確に行うために必要な感覚データの質を確認するという，他の中枢神経領域からの事前（予測）要請が増大するときである．

　これ以外の研究からも同様の結論が出されているが，その中で重要なのはGaoら（1996）の研究である．彼らは被験者に一連の感覚―運動課題を要求し，fMRIを使って歯状核の活動を測定した．被験者には次の4つのテストが行われた（図4）．

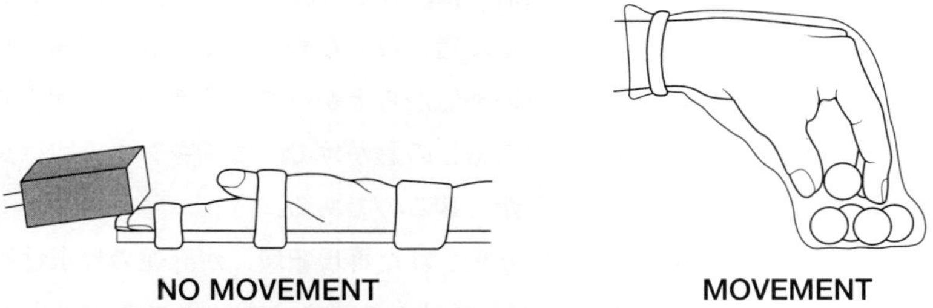

NO MOVEMENT　　　　　　　　**MOVEMENT**

図4　小脳は能動的な知覚探索課題において活性化する（Gao 1996）
触覚問題（左）：受動的にサンドペーパーによってこすられた複数の物体表面を識別する．把握問題（右）：能動的に物体を手指でつかんで球体の直径を識別する．被験者は両条件とも閉眼で識別を行った．小脳（歯状核）はいずれの課題でも識別しているときに強く活動した．

Ⅲ-1　認知器官としての小脳：リハビリテーション的解釈

1) 皮膚刺激：運動は行わず，手指の腹側をサンドペーパーで刺激する．
2) 識別課題：被験者はサンドペーパーの種類を能動的に識別しなければならない．
3) 物をつかむ課題：被験者は物体に手を伸ばし，つかみ，持ち上げ，そして手を放す．
4) 物をつかんで認識する課題：被験者は片手である物体をつかみ，反対の手に持っている物体と形が同じかどうかを判断しなければならない．

当然ながら，判別は閉眼で行われる．

Gaoらの予想通り，歯状核の活動が一番活発だったのは，運動と識別問題の解決の両方が要求される4)の物をつかんで認識する課題を行ったときであった．サンドペーパーの粗さを認識する課題でもかなりの活動が認められたが，3)の物をつかむ課題のように，情報内容や問題点が与えられておらず単に筋収縮を要求するような場合には歯状核はあまり活動しなかった．1)の触覚刺激では歯状核の活動はそれより若干活発という程度であり，このことからも歯状核の活動を活性化するのは筋収縮ではないことがわかる．また，物体を自由につかむ課題にも判断を伴うつかみ課題にもかなり精緻な運動能力が要求されることから，実行された筋収縮の精緻さが小脳器官の活動を促すのではないことがわかる．Gaoらは，小脳の歯状核は感覚情報の獲得と分析に関わっているのであり，純粋な運動の要求には関与していないという仮説をたてた．識別課題が加わると，それに運動が要請されている場合も表面的には運動が要請されていない場合も，歯状核の活動は目に見えて増大する．しかし，もっとも活発に活動するのは感覚情報の識別が筋収縮と結びつけられたときであった．

これらの観察をもとに，彼らは，識別作業が行われるときに歯状核が活発に活動するのは，「手指の触覚受容表面の位置を決めるための運動制御システムの調整に小脳が直接たずさわっていることを示している．この調整は小脳で感覚情報を分析することで行われ，必要であればすべての手指の受容表面の調整を行うことで，物体の形態に関するさらに質的に高度なデータの獲得を可能にすると考えられる」と述べている．

Akshoomoffら（1997）も同様の結論（小脳機能の基本的メカニズムは課題に応じて情報を計画的に構築することにある）に達している．Akshoomoffらは，異なるタイプの小脳損傷を負った患者らを対象とした実験を行い，彼らが複数の感覚モダリティに同時に注意を向けることに支障をきたしているばかりでなく，単一の感覚モダリティ内でも注意に支障をきたしていることを示した．そして，この注意の困難は，運動シークエンスを組織化するにあたり，大脳皮質に重要となる情報を際立たせるという小脳の能力が障害されているために起こると推測している．この仮説でも，小脳は大脳皮質の補足的な役割をはた

していることになる．大脳皮質は複数の情報の中からそれぞれの増減を決定する指令を出すが，小脳は「選択的注意の方向をうまく調整するため」に情報の質を最適化するという重要な役割を負っているのである．

したがって，小脳に損傷を受けた場合，注意能力の障害が一次的にもたらされるのではなく，全体の求心情報の中で課題遂行のために患者が注意を向けなければならないもっとも重要な情報はどれかを明らかにできないという障害が出現することになる．

リハビリテーション治療への提言

近年の研究を振り返ってみると，リハビリテーションにおいても神経生理学からの教示を参考にすることが重要であることがわかる．従来のリハビリテーションの考え方や方法に固執するのは，無益なばかりか間違いであるように思われる．

認知プロセスにおける小脳の役割の研究をもとに，小脳は大脳皮質に対し"並行した補足的な"機能を果たしており，大脳皮質が処理し"決定したもの"の完成度を高めていると仮定することができよう．

治療課題を構築しなければならないリハビリテーション専門家にとってもっとも重要と思われる点に的を絞って考察してみると，小脳の活動は筋収縮の運動学的な精緻さや組み合わせの精緻さには比例しないと推測できる．また，すでに学習を終えたパフォーマンスにも対応しないが，これはすでに処理が終了し実行に移された結果，この運動の対応領域が皮質および皮質下領域の複数の器官に分配されているからである（Jenkinsら1994）．

小脳の活動を活性化させる状況とは，むしろ課題の認知面の複雑さ，言い換えれば運動行動に関わる"認知問題の難易度"に直接関連しているように思われる．筋収縮のシークエンスはそのような運動行動の内部に組み込まれているのである．

多くの研究者が，"問題のある状況"，つまり認知の面でルーチンになっていない行為を組織化しなければならない状況では，二次的な皮質領域において特定の情報の"要素"の精緻化が不可欠であり，運動シークエンスにおいては体性感覚情報の選択がこれにあたるのではないかと主張している．

それが事実なら，この選択が複雑になればなるほど小脳の関わる程度が大きくなることになる．これを読解の鍵として，リハビリテーション専門家はさまざまな研究者の業績をもう一度読み直すことができるのではないだろうか．

大脳皮質からの指令と末梢および外界から届く情報（あるいは記憶が届ける情報も）を

III-1 認知器官としての小脳：リハビリテーション的解釈

もとに，身体受容表面が示したグローバルな文脈の中から，課題の特性に応じて精緻化が必要な情報の要素やさらなる情報の獲得の必要性を割りだすのが小脳の役割なのであろう（Bower 1997）．続いて小脳は，歯状核—視床—大脳皮質の経路で情報の精緻化を行うには身体受容表面をどのように細分化しなければならないかを運動野に指示する．このようにして，課題を最適に遂行するために有効と思われる情報の獲得にもっとも適した筋収縮を遂行する指示が出されるのであろう．

小脳が働かない場合，この課題は大脳皮質が行う．おそらく頭頂葉の皮質がそれを担当するが，この場合時間が余計にかかるうえ，身体受容表面ではなく課題そのものを細分化すると考えられる．

Bowerの仮説はリハビリテーション専門家にとって非常に重要である．提案されたメカニズム（課題の最適な遂行のために複数の身体受容表面を組織化する）を治療方法の構築において活かすことができるかもしれないからである．

さらに次の点にも注意すべきである．

1) このようなメカニズムは複数の運動行動に共通かもしれない（Parsonsら 1997）．Bowerや他の研究者によると，この種のメカニズムは，Bowerらにより研究されてきた触覚情報のモダリティだけでなくすべての情報モダリティにあてはまる．

2) このように考えると，触覚表面が参加しない運動についての機能障害をも説明することができる．このような問題は身体全体からなる受容表面，なかでも固有受容情報をつかさどる受容表面に関わる問題だからである．そして，実は皮膚からの情報もそのひとつなのである．皮膚の受容器が外受容型（extraceptive）の課題を遂行するだけでなく，固有受容型（proprioceptive）の課題も遂行することはすでによく知られている．複数の身体部位の位置とその相対関係に関する情報を届ける課題などがその例である．Bowerの仮説を採用すれば，小脳損傷により引き起こされたすべての運動機能障害（ステレオタイプ化されたものも含め）を，筋あるいは関節のレベルで行為を組織化する際の身体受容表面の可変性の問題という観点から説明できるのではないだろうか．身体受容表面を適切に変更していくことこそが，全身を受容表面として固有受容性情報を収集しなければならない行為において小脳が制御しなければならない要素なのであり，小脳損傷の場合はそれに問題が生じていると考えることができる．

3) Bowerの提言したものは，純粋な運動メカニズムでもなければ純粋な感覚メカニズムでもない．考えてみれば，小脳は感覚のために働く運動器官なのか運動のために働く感覚器官なのかを明確に分けて述べることはできない．ある特定の身体受容表面の

モニタリングを介してさまざまな行動に関与している器官であるとしかいえない．このようなメカニズムにより，小脳は各種の問題を解決するために必要な情報を丁寧に加工処理することができるのである．
4) また，Bowerによると，このメカニズムは要素的には働かない．つまり情報の各要素を個別に精緻化したり，身体受容表面を構成する複数の要素を分離して精緻化するのではない．Bowerの提言するメカニズムは系統的に文脈に依存して働くのである．つまり，すべての身体受容表面の組織化と遂行課題の構造を踏まえて働くということである．Bower (1997) は，小脳の解剖学的な特殊性を明らかにすることでこの点を解明した．

リハビリテーションの視点から考えると，ある行為が認知問題に関わる度合いが大きいほど小脳の活動は活性化されることになる．認知運動療法について考えると，セラピストが提示した認知問題を解決するため，大脳皮質の連合野が皮質—橋核線維を介し，精緻化が必要となる情報の性格とその質についての指示を小脳に出す（Schmahmann 1997）．小脳は，これをもとに自動的かつ迅速に（Akshoomoffら 1997）必要な筋収縮の指示を運動野に与え（MiddletonとStrick 1997），知覚仮説から導かれた解決に適応するよう身体受容表面を細分化する．

まだ初期段階にある研究をもとに，小脳器官の回復を目指したリハビリテーション治療を提案するのは時期尚早と思われるにちがいない．しかし，認知運動療法を方法論的に正しく行うためには，それがまず仮説を立証するための試験台となるべきであることを忘れてはならない．

したがって，認知運動療法を構築するにあたり，これらの研究により提言されたいくつかの要素に着目し，それを治療課題にとりいれていく必要がある．
1) 小脳の活動を促すという点からすれば，制御の必要のない広い可動範囲の運動を認知運動療法の中で要求しても意味がない．また，運動学的な観点からみて細かな運動であっても，認知の観点からみて情報を精緻化する必要のない運動には有用性がない．そのような運動は小脳の活動をあまり活性化しないことが示されているからである（Gaoら 1996）．
2) 小脳は，要求された運動に合わせた特定の情報をさらに正確に獲得する必要があるときのほうが活発に活動することから，治療課題として要求する運動には特定の情報の選択と分析とを必要とするような問題状況を内包されている必要がある．精緻化が

完了した新規性のない状況では小脳はあまり活発には活動しない（Jeuptnerと Weiller 1998).
3) 細分化が可能な身体受容表面が関わる認知的な文脈にからんだ運動を要求する必要がある．単一の関節に限られた筋収縮を要求してもあまり意味はないと思われる．
4) 患者に筋収縮を要求しないセラピストによる他動的な運動でも（JeuptnerとWeiller 1998），特にそれが識別に関する認知課題に関わっているものであれば（Gaoら 1996），それは小脳を活性化する．
5) 運動のタイプが異なるなら，回復のために要求される課題のタイプも異なるものでなければならない．手指の操作性の回復をめざす認知問題とリーチングの回復をめざすときの手関節の運動に対する認知問題とは別のものでなければならない．
6) 運動イメージの利用はリハビリテーション治療にとって大きな意味をもつかもしれない．小脳は運動イメージの生成時にもっとも活発に活動する神経器官である．運動イメージは，被験者がまだ充分に把握していない難しい運動のシミュレーションであると解釈することができる（Berthoz 1997）．したがって，運動イメージの想起は，情報の事前獲得を行う小脳メカニズムの活性化を助けるツールとなる可能性がある（AshoomoffとCourchesne 1997).

最近，認知問題を解決するために構築される知覚仮説と運動イメージとが，少なくとも部分的に重複しているのではないかと考えられるようになった．認知運動療法において，知覚仮説は認知問題に答えるためにどの情報が必要であるかを選択するための基本的なツールである．そう考えると，認知運動療法では，この知覚仮説をたてる段階において小脳が介入していると考えられる．

参考文献

Akshoomoff N, Courchesne E, Townsend J：Attention, coordination and anticipatory control. Int Rev Neurobiol 41：575-598, 1997.
Baringa M：The cerebellum：Movement coordinator or much more. Science 272：482-483, 1996.
Berthoz A：Le sens du movements. O Jacob, Paris, 1997.
Bloedel JR, Bracha V：Duality of cerebellar motor and cognitive function. Int Rev Neurobiol 41：613-634, 1997.
Bower JM：Perhaps it is time to completely rethink cerebellar function. Behav. Brain Sci 19：438, 1996.

Bower JM : Control of sensory data acquisition. Int Rev Neurobiol 41 : 489-513, 1997.

Bower JM, Kassel N : Variability in tactile projection patterns to cerebellar folia crus II of the norway rat. J Comp Neurol 302 : 768-778, 1990.

Bracke-Tolkmitt R, Linden A, Canavan GM : The cerebellum contributes to mental skills. Behav Neurosci 103 : 442, 1989.

Courchesne E, Yeung-Courchesne R, Press GA : Hypoplasia of the cerebellar vermal lobules VI and VII in autism. N Eng J Med 318 : 1349-1354, 1988.

Decety I, Sjöholm H, Ryding E, Sternberg G, Ingvar DH : The cerebellum participates in mental activity : Tomographic measurements of regional cerebral blood flow. Brain Res 535 : 313-317, 1990.

Doyon J : Skill learning. Int Rev Neurobiol 41 : 273-294, 1997.

Flament D, Ellermann JM, Kim SG, Ugurbil K : Functional magnetic resonance imaging of cerebellar activation during the learning of a visuomotor dissociation task. Hum.Brain Mapping 4 : 210-216, 1996.

Gao JH, Parsons L, Bower JM : Cerebellum implicated in sensory acquisition and discrimination rather than in motor control. Science 272 : 545-547, 1996.

Ito M : The cerebellum and neural control. Raven Press, New York, 1984.

Ivry RB, Keele SW : Timing functions of the cerebellum. J Cogn Neurosci 1 : 136, 1989.

Jenkins IH, Brooks D, Nixon P, Frackowiak RSJ, Passingham RE : Motor sequences learning : a study with positron emission tomography. J Neurosci 14 : 3775-3790, 1994.

Jeuptner M, Weiller C : A review of difference between basal ganglia and cerebellar control of movement as revealed by functional imaging studies. Brain 121 : 1437-1449, 1998.

Merzenich MM, Kaas J : Principles of organization of sensory perceptual systems in mammals. Progr Psychobiol Physiol Psychol 9 : 1, 1980.

Middleton FA, Strick PL : Cerebellar output channels. Int Rev Neurobiol 41 : 61-82, 1997.

Kim G, Ugurbil K, Strick PL : Activation of a cerebellar output nucleas during cognitive processing. Science 265 : 949-951, 1994.

Lang W et al(1997) より再引用.

Leiner HC, Leiner AL, Dow RS : Cognitive and language functions of the human cerebellum. Trends neurosci 16 : 444-447, 1993.

Graziano A, Molinari M : Cervelletto e funzioni cognitive. Implicazioni per la pianificazione del trattamento riabitativo del paziente con disturbo cerebellare. Riabilitazione e apprendimento 18 : 19-36, 1998.

Parsons LM, Bower J, Gao J, Xiong J : Lateral cerebellar hemisphere actively support sensory acquisition and discrimination rather than motor control. Learn Mem 4 : 49-62, 1997.

Perfetti C : Der hemiplegische Patient : Cognitiv-terapeutische Ubungen. Pflaum, Munchen, 1998.

Ryding E, Decety J, Sjöholm H : Motor imagery activates the cerebellum regionally. Cogn. Brain Res 1 : 94-99, 1993.

Schmahmann J, Pandya D : The cerebrocerebellar system. Int Rev Neurobiol 41 : 31-60, 1997.

Schmahmann J, Sherman J : The cerebellar cognitive affective syndrome. Brain 121 : 561-579,

III-1 認知器官としての小脳：リハビリテーション的解釈

1998.
Thach WT：Context response linkage. Int Rev Neurobiol 41：599-611, 1997.
Thompson RF, et al：Associative learning. Int Rev Neurobiol 41：151-189, 1997.
Welker W：Bower(1997) より再引用.

Ⅲ-2　リハビリテーションの視点からみた小脳機能の解釈
Per una interpretazione riabilitativa della funzione cerebellare

　数多くの神経生理学者の研究により，小脳に認知機能が帰されるようになってきた．また，認知に関わるプロセスを視野に入れたリハビリテーション理論が構築されてきている．そこで，今一度，機能回復の生理・病理という観点から小脳の症状を検討することが必要と思われる（PerfettiとPieroni 1999）．
　小脳機能をリハビリテーションの視点から解釈しなければ，モデルを構築しそれを基礎として効果的な治療方法を生みだすことはできない．また，このような作業なしには，神経生理学者やリハビリテーション専門家の提言する仮説を批判・検討することは不可能である．
　神経生理学とリハビリテーションは，小脳の分析・研究において，必ずしも歩みを共にしてきたわけではない．むしろ，神経生理学の所見とリハビリテーション治療方略の間には溝が広がってしまったようにみえる．
　小脳機能をここでもう一度解釈し直してみることは，神経生理学とリハビリテーションとの関係を見直す試みにもつながる．
　そこで，神経生理学とリハビリテーションというこの2つの研究分野で，どのように知見が変化してきたかを簡単に分析してみたい．

小脳機能の歴史的解釈

　BloedelとBracha（1997）は，小脳に関係があるとして研究されてきた5つの行動形態を挙げている．これをみると，神経生理学とリハビリテーションとの関係がどのように推移してきたかを知ることができる（図1）．

第Ⅲ部　小脳疾患に対する治療

> 1. 随意運動の協調性と姿勢制御
> 2. 固有感覚情報処理と反射活動制御
> 3. 前庭動眼反射の適応
> 4. 条件づけの処理加工
> 5. 認知機能

図1 小脳機能の歴史的解釈（Bloedel and Brancha 1997）

1) 小脳に最初に帰された機能は，随意的な協調運動を実行し一定の姿勢を獲得するという能力に関わるものであった．この段階におけるもっとも重要な研究は，20世紀初頭のGordon Holmes（1917）の研究であり，神経生理学とリハビリテーションは同じ方向を向いていた．

2) 固有受容性および皮膚-筋性の反射活動の制御（姿勢支持反応）

　その後，小脳は固有受容性（筋紡錘）の情報をもとに運動行動を修正すると考えられるようになった．1940年代には運動行動は反射活動の総体であり，中枢神経の役割は，状況に応じてどの反射活動がもっとも有効であるかを選択することであるとされていた．

　新たな神経生理学の知見は，小脳が対処する問題は単に運動学的なものではなく，感覚に合わせて運動（この時点では反射運動）を適応させるというものであった．しかし，リハビリテーションでは小脳症状は運動のみに関わるとする解釈にまだ固執しており，神経生理学の研究についていくことができなかった．

3) 前庭動眼反射の適応的な修正

　目の運動は，外眼筋の協調的な収縮により行われることが知られている．しかし頭部が動きながら眼球がある物体を注視しなければならないとき，または目と頭部が反対の方向に動かなければならないときには，相互の運動が綿密にバランスをとる必要がある．そうでなければ，頭部と眼球は同じ速度で同じ距離を反対方向に動くことはできない．このメカニズムでは，前庭と小脳の連結が非常に大きな意味をもっている．このメカニズムの研究を通じて，「小脳は活性中のパフォーマンスを協調させるだけでなく，運動行動の適合的な修正に関わっている」（BloedelとBrancha 1997）ことがはじめて証明された．

　1960年代の初期から，神経生理学は，小脳が頭部と眼球の運動関係の調整，つまり運動行動の適応活動に関わっているという事実に興味を向け始めたが，リハビリテー

ションではこのような研究結果を治療方略にとりこむことはできなかった．

前庭動眼反射の制御は，単シナプス反射に比べてかなり精緻な感覚—運動制御である．

4）条件づけの処理と維持能力の修正

1980年代に入ると，神経生理学では条件づけに小脳がどう関わっているかという研究が始まった．その対象としてもっともよく研究されたのが痛み刺激に対する瞬目反射である．これは音声信号によって条件づけすることができる．小脳に損傷を追った実験動物では条件づけの獲得に著しい困難を示す．

条件反応は初歩的なレベルとはいえ学習の一形態である．神経科学の分野では条件反応の処理と維持に小脳が関わっていることが明らかにされていったが，一方，リハビリテーションは依然として小脳を随意運動と姿勢の低レベルの組織化に関わるとする視点から離れることができなかった．

5）認知過程に関わる情報処理への関与

ここ何年で，多くの神経生理学研究により，小脳が認知過程に関わる情報処理に関わっていることが明らかにされてきた．知覚・注意・記憶・言語のプロセスの組織化や感覚情報の選択，空間行動の組織化，問題の解決などに小脳が関わっているとする説がますます優勢を占めるようになってきている．

リハビリテーション専門家の課題

これまでの研究の歩みを振り返ってみると，リハビリテーションにおいても神経生理学からの教示を参考にしていくことが大切であることがわかる．よって，従来のリハビリテーションの考え方や方法に固執するのは，無益なばかりか根本的に間違っていると思われる．

リハビリテーション専門家は，小脳症状をもつ患者が「どのように動くか」という側面のみを捉え，それを基礎に治療方略を組み立てればいいとする考え方を見直す必要がある．

しかし，問題意識をもったリハビリテーション専門家の課題は困難を伴うものである．小脳に帰されているすべての認知的な役割，すなわち記憶，感覚情報の選択，身体の位置関係，運動イメージ，運動の準備，運動の制御といった多くの役割の分析が要求されるからである．しかし複数の研究者の手により小脳にこれらの役割が確認されてきている以

上，このような作業は不可欠となる．

　認知神経リハビリテーションでは，さらに「認知」とは正確に何を意味しているかというところまで踏み込んで考えなければならない．神経生理学ではBloedelとBrancha（1997）がこの問題を提起している（従来の神経生理学では，運動の認知的な側面はあまり注目されず，純粋な筋収縮以外のものはすべて「認知」と定義されていた）．さらに，運動的な側面と認知的な側面とが本当に分離できるものなのか，病理の判断や治療の構築に認知的な側面がどのように関わってくるのかについて考えてみる必要がある．

　このように考えると，認知神経リハビリテーションの専門家の課題のひとつは，患者を観察するにあたり運動の側面にのみ注目する手法を改めることであることがわかる．観察は患者に対するリハビリテーション戦略の第一歩である．観察をもとに病理の解釈が行われ，そこから治療方法が構築されていくからである．

　そこで，小脳疾患を含む病型に対する「観察のプロフィール」を明らかにしていく必要がある．現象的に観察可能な運動行動の異常（小脳損傷の場合は歩行障害，リーチング障害，距離測定障害，共同運動不能，筋緊張の異常などが出現する）の分析はもちろんのこと，このような目に見える運動障害を引き起こす運動の組織化の障害の原因となっている認知要素の分析を行うことが必要となる．

　他の病理についてはすでにこのような試みがなされており，興味深い成果をあげている（PantèとRizzello（1998）による失行症患者のプロフィールなど）．

　このような提言はもちろんまだ発展途上にあるが，それでも知覚する能力，イメージする能力，注意を使う能力，言語を活用する能力などがリハビリテーションにも重要であることがわかってきた．どのように動くかだけでなく，このような能力のどこに障害が生じているのかということを基礎として治療方略を組み立てることが運動機能回復に有効であることが示されている（PantèとRizzello 2000）．

　現段階では，PantèとRizzello（1998）が提言する「観察のプロフィール」のすべての要素を小脳疾患の患者に対し充分に適用し治療に生かせるかという分析はまだ充分ではない．

小脳疾患に対する観察のプロフィール

　しかし，神経生理学の成果を拠り所に重要とみなされるいくつかのパラメータに注目し分析していくことはできるはずである．このパラメータとして以下の3点を考えていきた

Ⅲ-2　リハビリテーションの視点からみた小脳機能の解釈

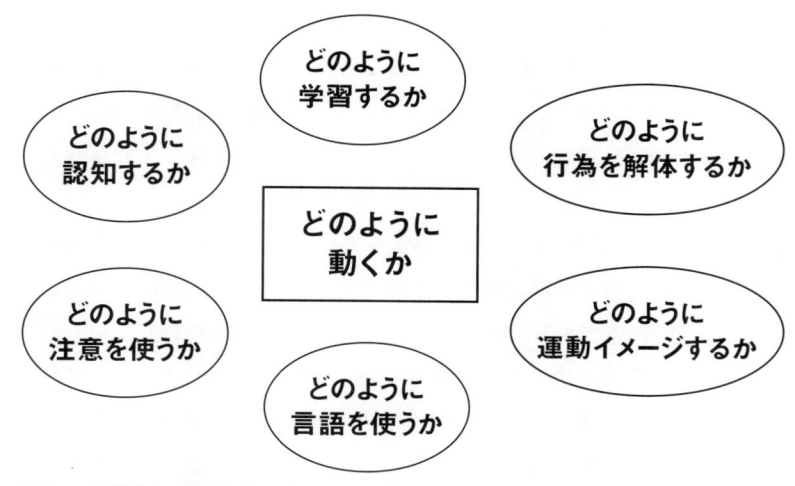

図2　小脳障害を観察するためのプロフィール

（図式：中央に「どのように動くか」、周囲に「どのように認知するか」「どのように学習するか」「どのように行為を解体するか」「どのように運動イメージするか」「どのように言語を使うか」「どのように注意を使うか」）

い（図2）．
1) どのように認識するか
2) どのように学習するか
3) どのようにイメージするか

　これらの要素を活用して病理を解釈したうえで治療方法を考案し，治療の実践を通してこの仮説が正しいかどうかを検証していくことは可能なはずである．
　このような作業を進めていくことで，小脳機能のモデル（この用語を使うとおごっているように聞こえるかもしれないが）を構築することが，神経生理学およびリハビリテーションの最終的な課題であると考える．

どのように認識するか

　小脳についての神経生理学的知見が広がっていく中でもっとも大きな議論の的となってきたのは，知覚の情報処理プロセスにおける小脳の役割である（Ghelarducci 1999）．
　「臨床小脳学」のはしりである Gordon Holmes も，1917年に発表した歴史的論文の中でこのテーマに数ページを割き，小脳の機能と意識的な感覚（conscious sensibiity）との関係を分析し，それに否定的な意見を述べている．
　Holmes の時代にも，すでに複数の研究者が，外部世界からの情報収集に小脳が重要な

役割を果たしているのではないかという仮説を提出していた．たとえば，LussanaやLevandowskyは小脳を「筋感覚器官」と定義した．またLotmarは，特に重量の認識に障害が認められることに注目し，MaasとGoldsteinは小脳の一側の半球に損傷を負った患者を対象に，両手の上に同時にまったく同じ重りを置いてそれを比較させるという実験を行った．

これに対し，Holmesは重量感覚の差を感覚障害に帰するのには無理があると主張し，両側の感覚に差が生じたのは純粋に運動的な問題であるとした．彼は，そのような感覚の障害は基本的には運動障害であり，それが二次的に感覚機能に影響しているだけで，感覚機能そのものは正常であると考えた．この仮説を立証するため，Holmesは両側に同時に生じる知覚を比較するのではなく，それぞれの側に個別に重量の識別限界を調べるという方法を提案した．第一次世界大戦により小脳の一側に損傷を負った患者は多く，このような患者が被験者に選ばれたが，両側にめだった差は認められなかった．

これによりHolmesが導いた推論は大胆なものであった．彼は，「小脳損傷の症例の感覚について厳密に調査すると，この器官が意識的な感覚の源となる求心性情報の修正や処理にはまったく関わっていないことがわかった」と述べている．

最近になり，イタリアのリハビリテーション専門家のグループが，小脳疾患の患者において重量の認識にエラーがみられる事実を観察している．これは手指で知覚されるような小さな重量についても，自分の身体の重量を測るような大きな重量についても同じであった．

前者の場合には，手指に小さな重錘を釣り下げて重量を識別するテストで簡単に調べられた．また，後者については，骨盤の下に左右に傾斜する不安定板を置き，その左右に置いた重錘の重さを比較するという方法で調べられた．

またリハビリテーションにおいては，重量の識別を要求する訓練がよい成果を挙げている．

Holmesと他の研究者との論争を振り返ることは，理論・実践の両面でリハビリテーションの大きなテーマのひとつになっている問題について考える機会となる．すなわち，感覚的なものと運動的なものの区別という問題である．

この2つの側面を区別することは，小脳の研究においてももっとも魅力的な論点である．確かに，末梢レベルにおいてはこのような区別・分離が認められる．たとえば，末梢神経に損傷を負った場合には，それが感覚神経か運動神経かで異なった症状が現れる．しかし，損傷部位が中枢に近づけば近づくほどこの区別は難しく曖昧なものになる．この場合は

Ⅲ-2 リハビリテーションの視点からみた小脳機能の解釈

「運動」と「感覚」とを分けて考えるのではなく，それらが「運動行動」にどのように関わっているのかと考えていくほうが適切であるように思われる．

しかし，Holmesの権威も働き，1917年にこの論文が発表されると感覚過程や知覚過程における小脳の関わりの可能性を否定する風潮が生まれた．神経学においても神経生理学においても，患者を観察するにあたり，知覚に関わる問題に小脳はあまり重要性がないとして扱われ，感覚障害が観察されても，それは運動障害による二次的なものとされた．

その後1980年代に入って，ようやくこの問題に関する論文が少しずつ現れるようになった．その中でも注目すべきは，小脳疾患の患者に認められる重量覚の障害に関するAngel(1980)の業績である．

その後Grillらの研究グループが，複数の調査を経て小脳疾患の患者に感覚障害が認められることを証明しようとした．

Grillら(1994)の研究にすべての研究者が同意しているわけではない．しかし，彼らは小脳疾患の患者群に運動感覚の障害が現れていることを明示した．

彼らは，小脳疾患患者に対しいくつかの運動刺激の差を知覚する能力を調査し，それを健常者と比較した．

実験は，被験者の中手指節間(MP)関節に精密な器機を使って運動を生じさせ，運動の時間・振り幅・速度を認識する能力を調べるというものであった．小脳疾患患者の能力は，刺激の継続時間と速度を知覚するという課題で健常者のそれに比べて著しく劣っていた．一方，運動の大きさに関わるパラメータについては，患者も正しく解答することができた．Grillらは，小脳において時間的な側面に関わる感覚信号の処理に異常が生じており，これが小脳疾患にみられる運動障害の原因になっているのではないかと考えた．課題を正しく実行するためには，各運動の継続時間の差を効率的に算定する能力が必要だからである．

Grillらの結果からすれば，小脳は一種の「体内時計」として働くことで感覚情報の処理に貢献しているということになる．

しかし，Shimanskyら(1997)も指摘しているように，Grillらの実験における患者の健側と患側の反応の違いは曖昧であり，特別に手の込んだ実験をしない限りわからないようなものである．また，Grillらの実験では対象がMP関節に限られているが，中枢神経系に存在する多くの機構は複数の関節の運動によってもたらされる情報の認識を行う機能を有している（たとえば頭頂葉の5野）．

感覚障害について分析する際にもうひとつ注意しなければならない点として，それぞれ

の情報がどのレベルで処理されているかという問題がある．中枢神経系の諸器官から届けられる情報のすべてが意識レベルで分析されているわけではない．意識レベルで処理されることなく運動あるいは行動に影響を及ぼす情報もかなり多い．最近の研究から，これこそが小脳が行う分析であることが明らかにされてきている．

このような視点から，小脳疾患の場合に現れるのは知覚障害ではなく，知覚と行動を結びつける関係に異常が生じているのだということを示そうとする研究が行われている．

Shimansky らは，1997年の研究で，小脳疾患患者では要素的な関節運動の知覚に問題があるのではなく，2次元の複雑な物体を認識し，運動覚情報を使った識別を学習するのに問題があると主張している．

この実験では小脳疾患患者と健常者に次のような課題が与えられた．
1）3つの類似した形状の中から，その縁をなぞってひとつの形状を識別することを学習する．
2）その形状を閉眼した状態で再現する．
3）同上の作業を開眼で行う．
4）運動覚情報を使って認識した形状を視覚的に認識する．

ここで使われたのは，木製の小パネルの上に形状を刻印した2次元的なものである．

運動覚情報による認識課題では，手指が直接形状に触れて触覚情報が介入するのを避けるため，ボールペンの先で形状をなぞらせた．視覚情報による課題においては，形状全部を見せる方式と，形状の一部を段階的に見せる2つの方式がとられた．これらを合わせると以下の4つの方式となる（図3）．
　a）能動的な運動覚情報：被験者は目隠しされた状態で能動的に形状をなぞる．
　b）受動的な運動覚情報：手が他動的に誘導されて形状をなぞる．
　c）段階的な形状表示：形状を部分的に見せる作業を繰り返す．
　d）全体的な形状表示：形状のすべてを見せる．

面白いことに，このような作業の一部は認知運動療法で提言されている第1段階の治療課題に非常によく似ている．

この実験の結果，小脳疾患患者は運動覚情報を使って2次元の複雑な形状を認識することが非常に難しいことが示された．また，健常者に比べると，患者では課題を繰り返して行っても識別能力が向上しないという特徴があった．

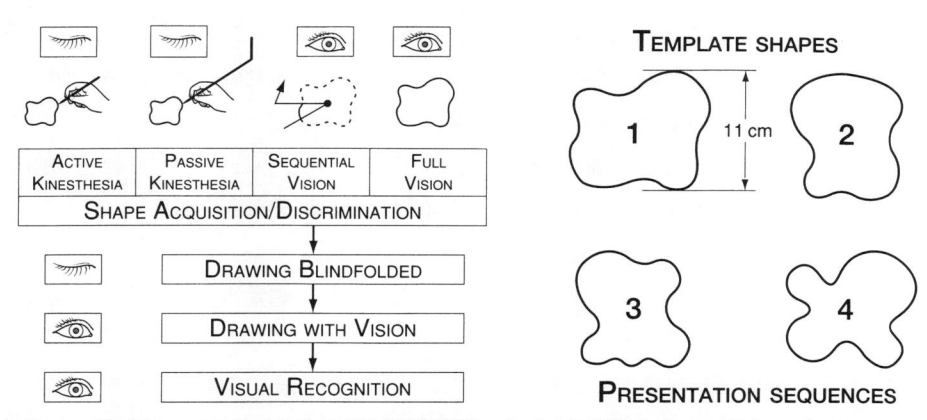

Ⅲ-2 リハビリテーションの視点からみた小脳機能の解釈

図3 小脳障害では2次元の物体を運動覚情報に基づいて認識するのが難しい（Shimansky 1997）

1回目のテストでは，健常者と小脳疾患患者との間にエラーの数の大きな差は認められなかった（これをもとに，ShimanskyらはGrillら（1994）の主張する感覚の関与という説を排除している）．しかし2回目以降のテストでは，健常者が著しくエラー数を減らしていったのに対し，小脳疾患患者では認識課題の遂行に向上が認められなかった．

この結果から，Shimanskyらは，小脳疾患では「運動覚情報による学習能力」が阻害されるのではないかと仮定している．

同じ調査において，小脳疾患患者は，あらかじめ運動覚情報で認識した形状を視覚情報を用いて認識することができないことも示された．

Shimanskyらは，小脳疾患患者では，運動覚情報だけを頼りにある物体の認識をしなければならない場合にその物体の表象がうまくできないのだと結論づけている．

Grillら（1994）が小脳疾患患者は知覚に問題があるとしたのに対し，Shimanskyら（1997）の実験で指摘されている差は，これが運動障害のもとになっているというにはあまりに小さく，また明言できるほど定性的に現れてはいない．これについて，Shimanskyらは，小脳疾患患者も知覚することはできるが，知覚を生かして外界の表象を行うことができないのだと述べている．また彼らは，「もっとも重要な異常は，運動パラメータの単なる識別よりも高次のレベルに生じているのではないだろうか（中略）我々は，イメージの内的表象の発生に異常が生じているのではないかと推察する」とまとめている．

この仮説は，患者が運動覚情報で認識した形状を視覚では認識できず，描くこともできないという点にも対応している．

Shimanskyと類似した主張をする研究者はほかにもいる．つまり，患者にみられる異常は運動覚情報の知覚に問題があるからではなく，知覚から運動の処理に至る段階のもう少し先の部分で現れるのではないかと考える研究者たちである．

また小脳，特にその半球の外側部分は運動と関係していないという，20世紀初頭から主張されてきた神経生理学の概念を覆すような主張をする研究者もいる．

Parsonsらがそのような範疇に入る．

Parsonsらは，1997年の研究で，小脳半球は運動制御よりも感覚情報の獲得と識別にとって基本的な重要性をもつことを証明しようとした．

彼らの研究は健常者を対象としたもので，実験は以下の4通りの条件で行なわれた．

先ほどのShimanskyらの実験と同様，この実験の条件は認知運動療法が提唱する治療方式（Perfetti 1998）に酷似している．

1) 被験者の第2指，第3指，第4指の指腹部に，サンドペーパーを貼った小パネルを当てて動かす．被験者は手指を動かさず，実験者がパネルを動かす．
2) 粗さの異なる複数のサンドペーパーの貼られたパネルの中から，手を能動的に動かして，同じ表面をもつものを識別する．
3) 被験者に表面が滑らかな4つの小さな木製の球体を渡す．これらの球体は，その表面の一部が，それぞれ1箇所，2箇所，3箇所，平らに削られている．球体は袋の中に入れ，被験者は袋の中に手を入れて球体をつかんだり離したりする動作を一定時間繰り返す．被験者に対してはこのような操作行為を要求するだけで，認知的な課題は与えられない．
4) 3) と同じ状況で行うが，袋の中でつかんだ球体が，対側の手に持った球体と同じであるかどうかを認識するという課題が与えられる．

1) および2) のテストでは，皮膚への刺激はまったく同じであるが行為に関わる運動の構成要素が異なっている．3) および4) のテストでは，筋収縮のシークエンスという意味において運動はほとんど同じ（目的なく操作するという場合の方が運動スピードが速いということはあるかもしれない）だが，認知問題が与えられているかどうかという点で違いがある．

その結果，皮膚刺激の実験では，1) のサンドペーパーによる指への触覚刺激を与えた場合には歯状核の活性はわずかしか認められなかったが，2) の能動的な認識課題の遂行中には歯状核に活発な活動が認められた．また，球体を操作する実験では，3) の単なる

Ⅲ-2 リハビリテーションの視点からみた小脳機能の解釈

球体操作の場合には歯状核にまったく活性がみられず，4）の認識課題の場合には歯状核にかなりの活性が認められた．

小脳の歯状核の活性化が強く記録されたのは，まず運動を伴う能動的な認識課題の場合，次に認識課題が受動的に与えられた場合，その次に皮膚への他動的刺激，最後に単純かつ純粋な運動という順であった．

Parsonsらは，この実験から，小脳の外側半球は運動制御ではなく感覚情報の識別のために重要であると結論づけている．少なくとも，小脳半球の介入を規定するのは運動の「運動学的（kinematic）な特性」ではなく，「認知の観点からその運動がもつ意味」にあることは確かなようである．つまり，重要なのは「どのように動くか」ではなく「なぜ動くか」ということなのである．同じ運動であっても，それが単なる「動き」なのか，それとも運動を介して外部世界と相互作用することでその特性の認識を目的とするプロセスの一部なのかの違いによって小脳の活性度は異なるのである．

Parsonsら（1997）の実験は，Bower（1997）の小脳機能についての理論形成に大きな影響を与えた．Bowerによると，小脳の基本的機能は計画された行為の遂行に必要な情報の分析が行えるようにすることであり，この分析をもとに，身体の受容表面を適正に細分化するよう大脳の運動野に指示を与えることである．

Bowerら（1990）は解剖学的な研究も行っている．ラットの小脳の外側葉は非常に多くの触覚情報を受け取っていることが明らかにされた．このような情報は特にラットの顔と前肢から送られてくるものである．この事実は，ラットの小脳は移動運動の制御のための情報を受けているというそれまでの研究と合致しない．Bower（1997）は，もし従来の主張が正しいなら，小脳には顔面からの情報ではなく，四肢からの求心情報が届いているはずだと推論した．ラットの顔の皮膚や感覚毛が認知器官であることはよく知られている．

Bowerの解剖学的所見のもうひとつの面白いところは，触覚受容表面が小脳皮質にどのように局在しているについての発見である．それは，身体に類型した分布ではなく非常に細かく断片化（fractured）して局在していた．多くの部分が機能に応じモザイク状に細かく構成されていたのである．

Bowerによると，小脳の役割は細かな情報を必要とする課題に直面したときに大脳の運動皮質に指令を出すことにある．どのようにすれば必要な情報を最適に獲得できるかを，身体の受容表面を細分化して組織化していくのである．Bower（私信，1999）は，身体全体が受容表面であると主張している．

これまでの点をまとめてみると，この分野で研究する複数の研究者が，認知過程における小脳の重要性を認めていることがわかる．しかし，このような認識を行うのにどのようなストラテジーが関わっているのかを理解することはさらに複雑な課題となる．

いくつかの研究をみてきたが，Grillらの主張はリハビリテーションの観点からすぐに活用できそうもない．一方，外部世界の運動覚的イメージの構築における小脳の重要性を主張するShimansky（1997）の仮説や，触覚・視覚の細かな細分化に関するBower（1997）の研究は，リハビリテーションにとって非常に示唆に富んでいる．

また，小脳器官を活性化させるためにこれらの研究者が行った実験手順が，認知運動療法の手法と似ていることもわかる．どちらの場合も，「問題状況」がつくりだされ，そこにおいて被験者／患者は，意味のある情報を収集するために自分の身体を細分化させなければならないという状況におかれることになる．

どのように学習するか

この数年の運動学習の研究から，運動学習という認知的な環境における小脳システムの役割の重要性が明らかになってきた．

しかし，ある運動機能を学習する能力が小脳の損傷により損なわれたことを観察するだけでは，その運動機能において小脳がどのような役割を果たしていたのかを正確に定義することはできない．そこで，多くの研究者が，学習課題に関わる複数の要素に留意する必要性を説いている．その中でも特に重要な点は以下のとおりである．

a. 何をもって「学習」とするか

Shepherd（1994）は，学習を「経験によりもたらされる行動の適合変化」と定義している．"適合"という言葉を使っているのは，経験によりもたらされた変化が行動主体にとって有意味でなければならないという点を強調するためである．また，"変化"という用語は測定可能な特定の改善という意味で使われている．

"行動"は，このような改善が「末梢神経の一部や感覚路・運動路の一部ではなく，全器官に関わっていなければならない」という意味で使われている．

b. 学習の種類

Thompson（1997）は学習を次のようなタイプに分類している．
—単純学習

Ⅲ-2 リハビリテーションの視点からみた小脳機能の解釈

  習慣（sensibilization）
  感作
 ―連合学習
  条件づけ
  オペラント
 ―複雑な学習

c. 運動学習の局面を区別する必要性

第1局面：第1局面はまだ誰も定義していない「認知的な局面」とでもいえるもので，運動主体が課題を理解しようとする局面（前頭前野の活性が著しい）．
第2局面（構成）：パフォーマンスを構成する複数の運動要素が組み立てられる．
第3局面（手続き化）：規則が認識され，それが次第に早く応用されるようになって，最後に"自動化"される．

 学習過程に小脳システムがどのように関わっているかについては，Jenkinsらが1994年に次のような実験を行っている．健常者を対象とした実験で，ある一定の順番に従って指で鍵盤をたたくことを学習させたものである．

 実験では，被験者は2つのグループに分けて比較された．第1グループは鍵盤をたたく順番を完璧に記憶しており，それを自動的に行うことができる群であった．また，第2グループはそれを学習中の群であった．

 小脳は，新しい順番を学習しているときにも自動的に作業を遂行しているときにも活性化した．しかし，小脳の活性化がもっとも著しかったのは学習の初期段階で，"手続き化"の段階に至るまでの活性化が大きく，"自動化"の段階ではあまり活発ではないように思われた．

 さらに，Jenkins（1994）によると，大脳基底核，特に被殻にはすべての局面を通じて活性化がみられた．

 このような点でさらに興味深いのは，Flamentら（1996）の研究である．健常者に対して学習不可能な課題を要求したもので，ランダムに変化するマウスの動きを制御させる実験である．被験者は，実験が続く間，課題を学習するための基本であるマウスの移動の規則性を発見しようと試みるが，当然発見することはできない．小脳の外側葉の活性化はこの間ずっと最大であった．Flamentらはまた，パフォーマンスの質と小脳の活性化には反

比例の関係があることを示した．つまり，パフォーマンスが正確に遂行できるようになればなるほど，つまり学習が進めば進むほど小脳の活性度は低くなった．

　小脳の活動は，主体が学ぼうとしているときに限って活発なのである．

　学習過程における小脳の役割についてのこれらの実験は，リハビリテーションの観点から解釈することができる．小脳疾患をもつ患者に対して，完全に学習されたルーチンな運動要素を含むパフォーマンスを要求しても，小脳器官をあまり活性化させることはできない．小脳器官は新奇性のある行為，新しい治療状況を前にしたときに大きく介入してくるのである．そのような状況では，患者が規則性を処理し，エラーを修正し，注意を払い，運動行動の組織化を制御しなければならないからである．

どのようにイメージするか

　Decetyらは，1990年にすでに運動イメージの処理中に小脳の歯状核が活性化することを明らかにしている．彼らは，健常な被験者にテニスをしているところをイメージするよう要求した．目の前にある壁の一点にラケットでボールを打ちつけるというイメージである．当然，これに筋収縮はまったく伴わない．Decetyらは，このときに被験者の小脳半球が活性化することを示した．この研究は，運動が遂行されなくても小脳が活性化することを最初に示した実験として歴史的な価値をもつものである．

　やがてRydingとDecetyら（1993）が同じような実験をさらに進んだ技術を使って調べ，運動イメージを想起しているときに活性化する領域は，イメージした運動を実際に遂行したときに活性化する領域とがまったく同じではないことを示した．

　実際に運動を遂行しているときにもっとも活性化したのは小脳虫部の前方であったのに対し，運動イメージを想起しているときに活性化するのは主に外側半球であった．彼らはまた，このような状況が大脳皮質においても生じていることに注目した．大脳皮質では，実際に運動を遂行しているときには運動野の活動がもっとも著しく，運動イメージの想起中には前頭前野の活動が著しかった．Rydingらの実験結果を説明するのは難しいが，これが非常に重要なのは，運動イメージを想起する能力の基礎となる機構と運動能力の基礎となる機構に違いがあることを示しているからである．Luftも，同様の結果を1998年に確認している．

　運動イメージの処理において小脳が活性化するということから，多くの研究者が，小脳に帰されるすべての認知活動を運動イメージの処理能力を基礎に説明しようと試みてきた．

Ⅲ-2　リハビリテーションの視点からみた小脳機能の解釈

　たとえば，Kim は，1994 年の研究で PET を使って，運動学的には類似しているが認知的には異なる2つの課題を分析した（前章の図2を参照）．

　第1の課題では，被験者たちは前方に置かれた8つの穴があいているパネルに4本のペグを適当に差し替えるという課題を与えられた．第2の課題は錯乱テスト（insanity test）と呼ばれるもので，ペグの移動は複雑なルール（ペグを動かすときは隣り合う穴に動かさなければならない，一度に1本のペグしか動かせないなど）に従って行わなければならなかった．この実験の場合も，1997 年の Parsons らの実験と同様，小脳が活性化するのは，運動の運動学的な特性ではなく認知的な意味との関連によるものであることが示された．上記の2つの課題で見かけ上の運動はかなり類似している．認知課題なしの運動の方が素早く遂行されるため，小脳の活動が運動の制御に要求されるのであれば，小脳の活動はこちらの方が大きくなるはずである．

　しかし，実験の結果では，歯状核の活性化はその課題に認知的な問題が伴っているかどうか，すなわち運動を行う主体がその問題を解決しようとしているかどうかに関わっていることがわかった．ペグをただ随意的に移動させるような要求には，認知的な問題も，注意も，エラーの修正も，問題の解決も存在しないため，歯状核はあまり活性化しなかったのである．

　Kim ら（1994）は，この結果から，運動を介して問題を解決する必要から筋収縮が遂行されるときに小脳が重要な働きをするという結論を導き出している．

　一方，Parsons は，これに異論を唱え，1994 年の Kim らの実験における小脳の活性化は，問題を解決するために運動を使用する必要性よりも，運動イメージの想起に関係していると考えた．

　しかし，この2つの仮説は相反するものではない．問題の解決は常に将来の予想を必要とするものであり，それがケースによっては運動イメージの想起になると考えられるからである．それよりも重要な問題は，運動イメージの想起に小脳がどのような役割を果たしているかという点にある．

　前述した Jenkins らの研究によると，小脳はすでに作成された運動イメージやスキーマ，表象やモデルの中枢とは考えられない．小脳はこれらの作成時のみに活性化し，一度構築されてしまったものについての活性化は中枢神経系の他の機構にまかされることになると考えられる．

　リハビリテーション作業においては，小脳疾患患者に運動イメージを想起させることで

振戦や運動の滑らかさなど，運動機能に大きな改善をもたらすことができる．リハビリテーション専門家の指導のもとに患者に想起させるイメージのタイプ（Cogo 2000）としては，細分化された運動イメージを特に感覚に注意して想起させることが重要となる．

パーキンソン病患者の場合は，行為の運動的な要素（「どこが動くか」，「どのように動くか」など）に注意を向けさせるのが有効であるのに対し，小脳疾患患者の場合は，知覚的な要素（「どう感じるか」，「軽やかか」，「流れるような動きか」など）に注意を促して運動イメージを想起させたほうが運動能力の向上がみられる．

しかし，ここで考えなければならないのは，運動イメージを使うと小脳疾患患者の運動制御能力が向上するのはなぜかということである．小脳が運動イメージの処理，つまり遂行する行為の表象に直接関わっているのであれば，その理由は説明しがたいことになる．小脳疾患患者は運動イメージを処理するメカニズムが使えなくなっているはずだからである．

これに対して，小脳は「内部モデル」の作成だけでなく，その貯蔵に何らかの形で関わっているのではないかと考える研究者もいる（Ito 2000）．つまり，小脳の中に過去に作成されたメカニズムが蓄積されており，それが他の神経中枢に運動指令を出すために使われるとするものである．

問題は，小脳は行為の表象を生産する場なのか（もしそうなら小脳はそのどこに貢献しているのかを明らかにする必要もある），それとも大脳皮質連合野が活性化する予測機構を基礎として課題を遂行しているのかを理解することにある．

神経科学の知見

神経科学の最近の成果をふまえ，認知神経リハビリテーション（認知運動療法）の実践に特に重要と思われる要素を明確にしていくことは不可能ではない．神経科学の成果は，部分的とはいえ初期のモデル作成に必要なデータを提供してくれるからである．そのようなモデルをもとに小脳症状を解釈し，現在より的確な訓練を構築する必要がある．このような手順を的確に踏まえていけば，治療を通して得られた結果が，仮説の少なくとも一部を検証することになる．

神経生理学の研究から確認されている以下の知見は特に興味深い．ただ，これらについてはまだ疑問も残されている．

Ⅲ-2　リハビリテーションの視点からみた小脳機能の解釈

小脳は情報の組み立てから運動行動の組織化へのプロセスに貢献している

　ここでまず出てくる疑問点は，小脳は，運動の組織化にどのように貢献しているかということである．反射，つまり求心情報とそれへの反応という固定化された結合に基づいていないことは確かであり，その役割はシステムの目的に密に依存していると考えられる．

　Shimansky（1997）は，小脳は，体性感覚情報などを基に外部世界の表象をつくりだすことでそれに貢献していると考えている．一方，Bower（1997）は，小脳は身体受容表面の細分化を行うことで貢献していると考えている．

　第2の疑問点は，運動行動の組織化にはどのような情報が関わっているのかということである．小脳の各部にはそれぞれの異なる種類の求心情報が届いており，そのことで運動のタイプが異なってもそれに応じた制御を行うことができるということを思い出してほしい．

　Bowerは，特に触覚情報の重要性を唱えているが，筋紡錘からの固有受容性情報の果たす役割の重要性も排除していない．

　リハビリテーションの立場からすると，これは損傷の場所（小脳の虫部か半球かなど）に応じて訓練を変えていく必要があるとことに繋がると思われる．

　第3の疑問点は，これらの情報がどのように組み立てられているのかということである．多関節からなる運動連鎖の回復を図る場合，そのうちのひとつの関節に集中するか，それとも同じ受容表面内の複数部位の関係を重要視すべきかを決定しなければならない．たとえば，Bower（1997）は単関節から得られる貢献はあまり重要ではないと考えている．なぜなら，小脳は身体の複数の受容表面にある複数のコンポーネント間の関係を組織化するのに関わっているからだという．

小脳が運動の組織化に特に貢献するのは，行為の遂行に精密性が要求されるときである．しかし，この精密性とは筋収縮の運動学的な複雑さを指すのではなく，認知課題の複雑さ，課題の新奇性を指すものである

　それゆえ，多くの研究者がルーチンな課題では小脳は働かないとしている（Jenkinsら1994）．小脳が最大限に介入してくるのは，新しい運動行動が組織化されているとき，すなわち学習過程が活性化されているときである．つまり，新しいルールの獲得やエラーの修正が必要なときである．

小脳は行為が遂行される前に自動的に介入し運動行動の組織化に貢献している．つまり，それには予測機構（心的表象，運動イメージ，内的モデル）の存在が必要となると主張する研究者が多い

　行為に先立つこのような予測機構が必要だとしても，必ずしもその予測機構を形成するのが小脳システムであるということにはならない．

　行為の将来の遂行とその結果の表象としてのイメージは，大脳皮質のレベルで形成されると考えることもできる．小脳の活性化は次の段階となるのであろう．また，ひとつの行為に対して，何種類もの表象タイプが存在し，そのうちの1種類だけが小脳レベルで形成されていると考えることもできる．

リハビリテーション治療の進歩のために

　現在の知見をもとに，治療の実践についていくつかの仮説をたてることができる．もちろん，これまでみてきたような点を考慮すれば，治療方略が筋力の増強や反射の誘発だけであってはならないこと，視覚あるいは言語を使って運動を指示するだけでは充分でないことは明らかである．患者の中枢神経系に対して，症状に応じた認知問題を提供するように組み立てられた訓練が適当であるし，認知問題を解決するのに小脳の介入が必要となるように仕向けていくことが大切である．

　疑問点や不確実な点があるからといって，それがリハビリテーションにとっての障害となってはならない．治療こそがいくつもの仮説を検証していくための手段なのである．

　図4の中央には，運動療法を構築するにあたり活用することができると思われる新しい解釈を列記した．一方，表の左側には伝統的な解釈を記している．

1) 伝統的なリハビリテーション治療ではまず筋収縮を考える．これに対し，認知神経リハビリテーションでは，情報の収集という点に注目する．身体は情報の受容表面と捉えられるべきであり，身体を細分化できることで外部世界に意味を与えるために必要な情報が構築される．小脳に関する研究により，複数の筋の収縮やそれらの協調のためには，まず情報の構築が必要なことがわかってきている．

   　このようなアプローチを採用すれば，実践の場面であまりうまく機能していない「運動」と「感覚」の対立関係も解消されることになる．

Ⅲ-2 リハビリテーションの視点からみた小脳機能の解釈

伝統的な解釈	新しい解釈	研究者
筋収縮（固有感覚）	情報	Persons
運動学的な複雑さ	認知的な複雑さ	Kim
学習された運動	新しい学習	Jenkins
関節運動の協調	感覚情報の選択	Bower
随意運動	他動運動も含む	Jeuptner
筋の動員	イメージ（内面化）	Shimansky

図4　小脳機能のパラダイム転換

2) 伝統的なリハビリテーションでは，訓練を構築する場合の基本的なパラメータとして，運動学的な観点からみた複雑さ（使われる筋の数，時系列的な関係，関節の可動範囲の大きさなど）を指標としてきた．しかし，最近の神経生理学の研究では認知的な複雑さの重要性も指摘されている．

運動療法の効果にとっては，認知的な観点からみてどのような内容をもっているかが重要となる．つまり，注意，知覚，言語，問題解決のもたらす意味などである．

小脳疾患患者に対するリハビリテーションにおいても，それぞれの訓練が，患者が身体の細分化を介して解決しなければならない問題となっている必要がある．運動学的な複雑さは提起される問題のタイプに応じて組み立てなければならない．

3) 伝統的なリハビリテーションでは，単純な運動行動の繰り返し，つまり学習が終了し自動的に遂行できる活動の繰り返しが多い．最新の神経生理学研究により，小脳は新しい状況を前にしたときの活性化が著しいことが明らかにされてきた．ルールの処理やエラーの修正に備えて注意を集中することが要求される新しい状況において活発に活動するのである．

したがって，患者に提起する問題は新しい状況を含んだものでなければならない（Jenkins 1996）．

4) 単関節を対象とした作業が不可欠であるような理論が考えられてきたが，それよりも，身体の受容表面を適合的に修正するという意味から，関節を細分化して使用す

る作業の方が適切である．

　小脳疾患患者は，一度に使う関節の数を減じて身体移動を行う傾向がみられるが，これまでの研究者は，これを「共同運動不能症」とみなしてきた．

5) 伝統的なリハビリテーションにおける自動運動と他動運動の区別も，最新の研究成果とは相容れないものである．小脳疾患に関しては，たとえ他動的な運動であってもそれが識別課題を要求するものであるならば小脳が活性化することが証明されている．このような状況は，認知運動療法の第1段階の訓練に対応するが，そこでは，患者はある表面性状や形を認識することのみに集中し随意的な筋収縮は行わない．Parsonsらの1997年の研究に従えば，このような訓練は小脳に対する刺激としてきわめて有効と考えられる．

　事実，多くの研究者（JeuptnerとWeiller 1998, Shimanskyら 1997, Bower 1997）が，大脳基底核と異なり，小脳は筋収縮が行われていなくても情報を収集する必要がある場合に活性化すると考えている．

6)「筋の動員」か「運動イメージの想起」かがもうひとつの相違点である．機能回復にとって必ずしも筋収縮を要求しない訓練も重要であるという仮説がたてられることは，理論的な視点からみてきわめて興味深い．

　予測機構（イメージ，表象，モデル，スキーマ）の形成やその活用に小脳がどのような役割を果たしているかについては，まだ全容が解明されているわけではない．しかしながら，この活動に小脳が関わっていることはすべての研究者の認めるところである．

参考文献

Angel RW：Barognosis in a patient with hemiataxia. Ann Neurol 7：73-77, 1980.
Bloedel JR, Brancha V：Duality of cerebellar motor and cognitive functions. Int Rev Neurobiol 41：613-634, 1997.
Bower JM：Control of sensory data acquisition. Int Rev Neurobiol 41：489-513, 1997.
Bower JM, Kassel N：Variability in tactile projection patterns to cerebellar folia crus II of the norway rat. J Comp Neurol 302：768-778, 1990.
Cogo R：Il trattamento di una lesione cerebellare. Riabilitazione Cognitiva 1：177-184, 2000.
Decety J, Sjöholm H, Ryding E, Sternberg G, Ingvar DH：The cerebellum participates in men-

tal activity : tomographic measurements of regional cerebral blood flow. Brain Res 535 : 313-317, 1990.
Flament D, Ellemann JM, Kim SG, Ugurbil K : Functional magnetic resonance imaging of cerebellar activation during the learning of a visuomotor dissociation task. Hum Brain Mapping 4 : 210-216, 1996.
Grill S, Hallett M, Marcus C, Mc Shane L : Disturbances of kinaesthesia in patients with cerebellar disorders. Brain 117 : 1433-1447, 1994.
Holmes G : The symptoms of acute cerebellar injuries due to gunshot wounds. Brain 40 : 461, 1917.
Ito M : Neurobiology ; Internal model visualized. Nature 403 : 153-154, 2000.
Jenkins IH, Brooks D, Nixon P : Motor sequences learning: a study with positron emission tomography. J Neurosci 14 : 3775-3790, 1994.
Jeuptner M, Weiller C : A review of difference between basal ganglia and cerebellar control of movements as revealed by functional imaging studies. Brain 121 : 1437-1449, 1998.
Kim G, Ugurbil K, Strick PL : Activation of a cerebellar output nucleus during cognitive processing. Science 265 : 949-951, 1994.
Luft AR, Skalej M, Stefanou A, Klose U, Voigt K : Comparing motion and imagery related activation in the human cerebellum: a functional MRI study. Hum Brain Mapping 6 : 105-113, 1998.
Lewandowssky : Holmes G(1917)より再引用. 1910.
Lotmar : Holmes G(1917)より再引用. 1908.
Lussana : Holmes G(1917)より再引用.
Mass : Holmes G(1917)より再引用. 1913.
Pantè F, Rizzello C : L'esercizio terapeutico nell'aprassia. Riabilitazione Cognitiva 1 : 63-70, 2000.
Parsons LM, Bower J, Gao J, Xiong J : Lateral cerebellar hemisphere actively support sensory acquisition and discrimination rather than motor control. Learn Mem 4 : 49-62, 1997.
Perfetti C : Der hemiplegische Patient: Cognitiv-terapeutische Ubungen. Pflaun, Munchen, 1998.
Perfetti C, Pieroni A(ed) : Cervelletto e processi cognitivi. Implicazioni riabilitative. Bibl AR Lurjia, Forte dei Marmi, 1999.
Ryding E, Decety J, Sjöholm H : Motor Imagery activates the cerebellum regionally. Cogn Brain Res 1 : 94-99, 1993.
Schmahmann J, Pandya D : The cerebrocerebellar system. Int Rev Neurobiol 41 : 31-60, 1997.
Shepherd GM : Neurobiology. Oxford Univ Press, New York, 1994.
Thompson RF et al : Associative learning. Int Rev Neurobiol 41 : 151-189, 1997.

執筆者

I-1　認知運動療法の要素としての運動イメージ
　　　…Carlo Perfetti, Francesca Rossetto
I-2　運動イメージ，心的表象と治療訓練
　　　…Carlo Perfetti
I-3　脳卒中片麻痺の治療における運動イメージの活用
　　　…Franca Pantè
II-1　失行症のリハビリテーション的解釈のための提言
　　　…Carlo Perfetti, Aldo Pieroni
II-2　リハビリテーションの問題としての失行症
　　　…Franca Pantè, Carla Rizzello, Carlo Perfetti
II-3　失行症患者のための訓練仮説
　　　…A Marchetti
II-4　失行症に対する認知運動療法
　　　…Franca Pantè, Carla Rizzello
III-1　認知器官としての小脳：リハビリテーション的解釈
　　　…Carlo Perfetti, Aldo Pieroni
III-2　リハビリテーションの視点からみた小脳機能の解釈
　　　…Carlo Perfetti

訳者らのあとがき

　本書は，イタリアで認知理論に基づいたリハビリテーションを展開しているCarlo Perfetti氏らの1990年代半ばから2000年にかけての取り組みをまとめたものである．その内容は，この時期にイタリアの専門誌『リハビリテーションと学習（Riabilitazione e Apprendimento）』，『認知リハビリテーション（Riabilitazione Cognitiva）』および論文集『小脳と認知過程：リハビリテーションへの適用（Cervelletto e processi cognitivi：Implicazioni riabilitativi）』（Carlo Perfetti, Aldo Pieroni編，Biblioteca A.R.Lurija, 1999）」に掲載された論文のうち，中枢神経系の病理に関わるものをPerfetti氏がテーマ別に厳選したもので構成されている．

　具体的なテーマとしては運動イメージ，失行症，小脳症状がとりあげられている．それらのアウトラインは，『認知運動療法講義』（Franca Pantè著，小池美納・訳，協同医書出版社，2004）などの先行書でも知ることができるが，本書には，これまでに出版された認知運動療法関連の書籍とは大きく異なる特徴がある．それは，おのおののテーマに関するイタリアの研究グループの問題意識から，着目された病態の解釈およびそれを克服するための治療戦略の立案まで，彼らの一連の思考プロセスが明確かつ詳細に描き出されたことで，本書がこれまでになく研究書的な性格を帯びたことにある．

　Perfetti氏は，「リハビリテーションは現在進行形の学問でなければならない」と繰り返し述べてきた．その目的は，「治療訓練は複雑な思考と手続きを経て実施されるべきものである」という氏の最近の言葉によく表れている。しかし，これを実践することがいかに困難かは，本書でとりあげられているテーマについてのリハビリテーションの現状を振り返ればすぐにわかるだろう．たとえば，第Ⅰ部で提示されている「運動イメージ」について考えてみよう．イメージが自然科学の研究対象となったのはそれほど古い話ではない．それは，1980年代に心理学の分野で視覚イメージの分析が行われ，神経科学の分野で同様の仕組みが運動にも存在するのではないかと考えられたところから始まった．1990年代に入って脳イメージング技術が進歩すると，その存在は疑う余地のないものになったが，それが脳における"運動のリハーサル"であり運動の予測的制御に不可欠な要因だと認識されたのは前世紀末のことである．それらの知見が英語圏におけるリハビリテーションの臨床に応用されはじめたのは今世紀に入ってから，つまりごく最近のことである．しかし，そこで採用されている具体的な方法論が「視覚イメージの直接的な利用」にとどまっている現実をみるとき，イタリアの研究グループの思考力，すなわち基礎的な知見をリハビリテーションの立場から

解釈しそれを具体的な治療課題へと展開する能力の高さに驚くほかはない．

　このことは，第Ⅱ部で提示されている「失行症」の病態解釈と治療戦略の展開プロセスを読めばより明確に感じられるはずである．リビリテーションの立場から，失行症患者が示す運動行動の異常を"解離"という点に着目して解釈したうえで，治療戦略をここまで厳密に計画した研究を少なくとも訳者らは知らない．それらは，神経心理学や神経生理学といった個々の学問領域から直示的に導かれたものでない．そうではなく，それらの知見と記号学や言語学といった幅広い周辺領域の知識とが複雑に相互作用することで，失行症に関わる新たな解釈の方向性が"創発"されていることに気づく必要がある．その結果，セラピストが失行症患者に対して行う観察や治療が，言語の使い方までを含め，無駄なものが何ひとつない形で提示できている．このような作業がいかに困難かは，この障害に対するリハビリテーションの一般的な研究が，まだ「失行症の病態を失語症の病態モデルから解釈できるのではないか」という段階にあることをみればよくわかる．このことは，リハビリテーションの対策が何十年も停滞している第Ⅲ部「小脳症状」についても，まったく同じことが言えると思う．

　本書が"研究書的"だという所以（ゆえん）はここにある．本書を，単に治療訓練を実施するための"教科書"あるいは"技術書"として読んではその本質を見誤る．必要なのは，本書を通して，まずリハビリテーションの歴史が観察と理論を先に述べた直示的解釈で一方向的に結びつける作業の繰り返しだった（第Ⅱ部第1章に出てくる，これまでの「失語症に対する仮説のリハビリテーションの提言への焼き直し」のくだりは，そのよい例である）ことに気づく感受性だろう．そのうえで，哲学者フーコーの言った，「他人の思考について語ること．他人が言ったことを言おうとすること．これらは定義からして"意味されたもの"の分析を行おうとすることである」（Micheal Foucaut 著，神谷美恵子・訳：臨床医学の誕生．みすず書房，1969）という姿勢で本書を読み込んで欲しい．そうすれば，序文においてPerfetti 氏が「どのような手段でリハビリテーションを行うにせよ（中略）目指すのは，生物学的に備わっている力が与えてくれるもの以上のものをもぎとろうとする試みである」としたうえで，本書に示された彼らの一連の活動を「いままでのリハビリテーションとは違うものをもぎとろうとする試み」だと述べていることの意味がわかるはずである．

　本書のもつ意義についての解説が長くなってしまった．むろん本書の研究結果は，Perfetti 氏が常に強調しているように，彼らの解釈から導かれた"仮説"であり，提示された治療戦略を臨床現場で実践することによってこれを検証するという「思考の循環」が読む者に求められることは言うまでもない．「生物学的に備わっている力が与えてくれるもの以上のものをもぎとろうとする試み」は患者のためになされるべきものであり，このスタンスはこれまでの出版物で示されてきたものと何ら変わりはない．

最後に，本書のタイトルについて触れておきたい．この『脳のリハビリテーション (Riabilitare col cervello)』という主題には，イタリアの研究グループのリハビリテーションに対する考え方の変遷が反映されている．「学習が認知過程の発達に基づいているのであれば，運動療法もまた認知過程に基づいていなければならない」との理念のもと，認知運動療法の考え方が提示されたのは1970年代前半のことであった．これは，認知理論に基づいた治療訓練を構築することで，解剖学，運動学，生理学に依拠した従来の運動療法の歴史を乗り越えることにあった．それは，「受容表面としての身体」を通して，脳が環境世界の「物体性と空間性」にどのように意味を与えているかという観点から運動療法を計画するという，きわめて大きなパラダイムの転換だった（宮本省三，他・編：認知運動療法入門；臨床実践のためのガイドブック．協同医書出版社，2002）．その後，イタリアでは，認知神経科学が新たな研究テーマとしてとりあげてきた運動イメージや意識という問題をリハビリテーションの問題として積極的に解釈していくことで，リハビリテーションの目的は言語までを含むより内的・統括的な脳機能の再構築であるという確信が強められていった．それに伴い，認知運動療法を治療手段として展開するリハビリテーション体系は「認知神経リハビリテーション (riabilitazione neurocognitiva)」と呼ばれ，それに関わる一連の活動は「認知を生きる (vivere la conoscienza)」と呼ばれるプロジェクトに位置づけられるようになった（Aldo Pieroni, Sonia Fornari著，小池美納・訳：「認知を生きる」ことの意味．協同医書出版社，2003）．本書はその過渡期の研究がまとめられたものであり，そのタイトルはリハビリテーションが本来向かうべき方向性を，副題のとおり"提言"したものとなっている．

　Perfetti氏と巻末リストに挙がっている共同執筆者に心より感謝と尊敬の念を表したい．また，長年にわたって認知運動療法に関する書籍の出版を支えていただいている協同医書出版社の木下擶社長と中村三夫編集長にお礼申し上げる．本書には，「整形外科疾患の病理」についての続編が用意されている．それが出版されれば，第II部の冒頭にも指摘されているような，認知リハビリテーションとは狭義の高次脳機能障害を扱うものだというリハビリテーション関係者の認識はより大きく変更を迫られるはずである．

　本書が，我が国のリハビリテーション専門家の思考を刺激し，リハビリテーションの意味と専門家のあり方を再考する契機となってくれることを願っている．そのことは最終的に病む人間の幸福に繋がるはずだから．

2005年5月13日
沖田　一彦
宮本　省三
小池　美納

追記：本書のカバーデザインに使われている絵画は，18世紀にイタリアで活躍した画家ピラネージ（Giovanni Battista Piranesi）による「牢獄の奇想」（Invenzioni capric（ciose）di carceri）に，Perfetti氏自身が手を加えたコラージュである。そこには牢獄を背景にニューロンを前にして治療訓練を実施するセラピストが描かれており，「そのような真剣なリハビリテーション作業から引き離された状態にある患者は，あたかも牢獄に閉じこめられた人間のようにその尊厳が損なわれてしまう」（Carlo Perfetti氏からの私信）という氏の思いが表現されている．

脳のリハビリテーション:認知運動療法の提言　[1]中枢神経疾患
───────────────────────────────────────
2005年6月17日　第1刷発行
2008年1月11日　第2刷発行
2010年2月26日　第3刷発行
定価はカバーに表示

編著者　　Carlo Perfetti
訳　者　　小池美納
監訳者　　沖田一彦・宮本省三
発行者　　木下　攝
印刷・製本　株式会社三秀舎
DTP　　Kyodoisho DTP Station
発行所　　株式会社協同医書出版社
　　　　　〒113-0033　東京都文京区本郷3-21-10
　　　　　電話 03-3818-2361　ファックス 03-3818-2368
　　　　　郵便振替 00160-1-148631
　　　　　http://www.kyodo-isho.co.jp/　E-mail：kyodo-ed@fd5.so-net.ne.jp
　　　　　ISBN4-7639-1040-X

|JCOPY|〈(社)出版者著作権管理機構 委託出版物〉
本書の無断複写は著作権法上での例外を除き禁じられています．複写される場合は，そのつど事前に，
(社)出版者著作権管理機構(電話 03-3513-6969，FAX 03-3513-6979，e-mail: info@jcopy.or.jp)の許諾
を得てください．